ÉTUDE
SUR LES HERNIES DU GROS INTESTIN

PAR

G. LARDENNOIS et J. OKINCZYC

PROSECTEURS A LA FACULTÉ

AVEC 56 FIGURES DANS LE TEXTE

MASSON ET CIE, ÉDITEURS
LIBRAIRES DE L'ACADÉMIE DE MÉDECINE
120, BOULEVARD SAINT-GERMAIN, PARIS
1910

ÉTUDE SUR LES HERNIES DU GROS INTESTIN

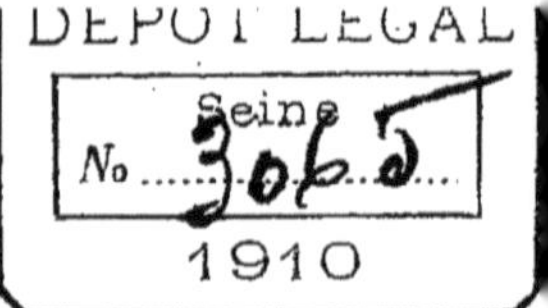

ÉTUDE SUR LES HERNIES DU GROS INTESTIN

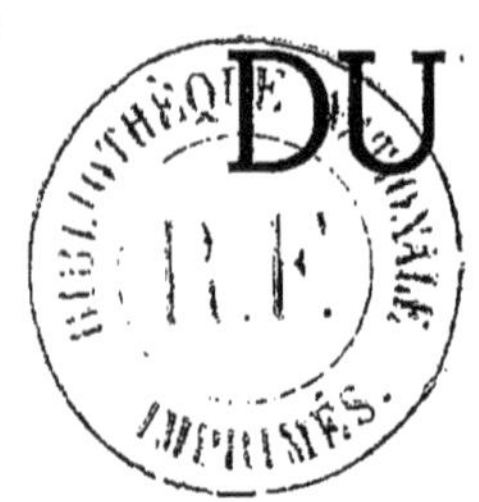

PAR

G. LARDENNOIS *et* J. OKINCZYC

PROSECTEURS A LA FACULTÉ

AVEC 56 FIGURES DANS LE TEXTE

MASSON ET CIE, ÉDITEURS
LIBRAIRES DE L'ACADÉMIE DE MÉDECINE
120, BOULEVARD SAINT-GERMAIN, PARIS
1910

ÉTUDE

SUR LES

HERNIES DU GROS INTESTIN

CRITIQUE HISTORIQUE

Avant Scarpa plusieurs opérateurs avaient rencontré dans des hernies quelques portions du gros intestin.

En 1688, Johan Otto[1] croyant ponctionner une hydrocèle ouvrit maladroitement le cæcum hernié. Jean-Louis Petit[2], Arnaud[3] se trouvèrent au cours de kélotomies, en présence du cæcum avec la terminaison de l'iléon, ou en présence de l'S iliaque. Ils notèrent, sans plus, la grande difficulté de réduction à cause des adhérences.

Bent[4] a rapporté une observation de gangrène herniaire du cæcum. Monteggia[5] sur des cadavres, observa plusieurs fois et décrivit, sommairement d'ailleurs, le cæcum ou le côlon lombaire gauche herniés et adhérents.

Dans les « Icones herniæ congenitæ » de Sandifort[6] est relaté un cas de hernie du cæcum et de l'appendice, celui-ci adhérait au testicule. Il s'agissait d'un enfant de 5 mois. Sandifort conclut à une adhérence embryogénique et à l'entraînement du cæcum dans le trajet inguinal par la glande spermatique. Cette hypothèse avancée déjà par Wrisberg[7] devait être reprise plus tard par Luschka[8] et Lockwood[9].

1. Johann Otto. D'après Koch. Thèse Leipzig, 1899.
2. Jean-Louis Petit. Hernies du gros intestin. *Œuvres posthumes*. 4e édition, 1790, t. II, p. 352.
3. Arnaud. *A dissertation on hernias*, 1732, part. II, obs. XVII.
4. Bent. *Med. Observ. and Inquiries*, t. III, p. 64.
5. Monteggia. *Fascicul. patholog.*, p. 91-93.
6. Sandifort. *Icones herniæ congenitæ*.
7. Wrisberg. *Observ. anat. de test. descensu.*, p. 52.
8. Luschka. Ueber die peritoneale umhullung des Blind darms und uber die fossa ileo-cæcals. *Virchow's archiv fur pathol. Anat. Berlin*, 1861, Bd. XXI, p. 285.
9. Lockwood. Hern. congénit. du cæcum. *Méd. chir. Transact.*, vol. I-XIX, p. 506.

Chopart, Desault[1] signalent ces faits. C'est à Desault, semble-t-il, que nous devons l'expression de « hernie sans sac », expression contre laquelle Scarpa s'éleva si violemment et si vainement; elle contribua certainement à obscurcir la question.

« Sernin[2] jeune chirurgien, en s'exerçant aux opérations sur le cadavre, rencontra fort à propos un sujet qui avait une hernie scrotale du côté droit, de la grosseur du poing. Après l'incision des téguments il divisa couche par couche jusqu'à une grande profondeur, enfin il découvrit la masse intestinale qui formait la hernie et qui comprenait le cæcum, le commencement du côlon et l'extrémité de l'iléon : toutes ces parties lui parurent complètement dépourvues de sac herniaire. Il en conclut qu'il se forme quelquefois des hernies scrotales à l'extérieur du péritoine, que ces hernies sont dépourvues de sac herniaire et qu'on doit les distinguer par le nom d'entérocèles akystiques. »

Tritschler[3] en 1806 publiait à Tubingen un court travail intitulé : « Observationes in hernias, præcipue intestini cæci ».

En 1812, après Scarpa, de Brachi[4], à Turin, rapportera l'observation d'une déchirure du cæcum dans un essai malheureux de réduction opératoire, et étudiera le moyen de traiter ces hernies irréductibles : « De hernia inguinali immobili ».

Mais, aucun des observateurs ne songeait à rechercher le mécanisme de ces hernies du gros intestin, non plus que la nature des adhérences qui si souvent les rendent irréductibles.

Scarpa[5] dont le travail intitulé « Sull'ernie memorie anatomico chirurgiche » parut en fascicules pendant les années 1808 et 1809, le leur reproche. « Ils ne parlent point des causes de certaines adhérences de l'intestin avec le sac herniaire »; et voulant résoudre cette question il se livre à de nombreuses recherches anatomiques. Il compare attentivement la disposition du cæcum ou du côlon lombaire gauche herniés dans le scrotum et la disposition de ces mêmes organes en place dans l'abdomen.

Et il établit le fait fondamental de l'identité de ces deux dispositions : « On sait que la hernie scrotale volumineuse est très difficile, même quelquefois impossible à réduire, lorsqu'elle est formée par le cæcum, l'appendice vermiforme et le commencement du côlon, à cause des fortes adhérences que ces viscères contractent avec le sac herniaire ; c'est une

1. Chopart et Desault. *Traité des maladies chirurgicales*, 1796, p. 209.
2. Sernin. *Journal gén. de Médecine de Sédillot*, t. XVI, p. 302. Obs. lue à la Société de Médecine de Paris. Séance du 30 ventôse, an X.
3. Tritschler. Observationes in hernias præcipue intestini cæci. *Dissert. inaug. med. chir. Tubingen*, 1806.
4. De Brachi. *De Hernia inguinali immobili*. Thèse Turin, 1812.
5. Scarpa. *Sull'ernie memorie anatomico chirurgiche*, 1809 et 1810. Traduction de Cayol. Paris, 1812, p. 166 et suiv.

vérité qui a été reconnue et exprimée par un grand nombre d'auteurs. Cependant personne n'a remarqué jusqu'à présent que ces adhérences ne sont formées par aucun lien contre nature, *mais seulement par les replis du péritoine qui, dans l'état naturel, fixaient la partie supérieure du cæcum dans la région ilio-lombaire droite*; personne n'a encore expliqué d'une manière satisfaisante pourquoi, dans quelques hernies inguinales ou scrotales du cæcum, il existe entre cet intestin et le sac herniaire des adhérences qui n'ont été précédées d'aucune inflammation. On ne s'est pas même occupé de rechercher pourquoi, celles de ces hernies qui sont récentes et peu volumineuses se réduisent facilement, tandis que celles qui ont acquis un certain volume sont irréductibles et ont toujours des adhérences intimes avec le sac herniaire. La raison de cette différence peut se déduire aisément de ce que j'ai dit ci-dessus : dans le premier cas, la hernie n'est formée que par un cul-de-sac du cæcum ; et *comme cette portion de l'intestin est tout à fait libre dans le ventre*, elle l'est également dans le sac herniaire. Au contraire dans le second cas, le cæcum étant contenu tout entier dans la hernie, avec une partie du côlon, et les attaches naturelles de ces intestins faisant partie du sac herniaire, *il en résulte qu'ils sont fixés dans le fond du scrotum, de la même manière qu'ils l'étaient dans le flanc droit avant leur déplacement.* »

Ainsi Scarpa avait constaté que le fond du cæcum est toujours libre et complètement entouré de péritoine. Il avait raison contre nos anatomistes qui allaient pendant trois quarts de siècle encore, jusqu'aux mémoires de Tuffier[1], de Hartmann[2], décrire le cæcum adhérent et sous-péritonéal. Il se refusait d'autre part à admettre que la hernie du cæcum puisse être sans sac. « D'après ce que j'ai dit précédemment, il est aisé de savoir ce qu'il faut penser d'une telle distinction. Au reste on sera peu étonné qu'un jeune chirurgien se soit mépris sur la nature de cette maladie, quand on saura que deux hommes justement célèbres, Desault et Chopart, ont commis précisément la même erreur. Ils disent avoir vu le cæcum à nu sous les téguments du scrotum, *et ils ne paraissent pas même soupçonner que la plus grande partie de cet intestin était renfermée dans un sac herniaire formé par le péritoine comme dans les hernies ordinaires*. »

Cette disposition, l'intestin à nu sous les téguments, ne peut exister que pour la partie haute du cæcum et du côlon ascendant ; ils sont normalement, dit-il, « situés hors du péritoine ; on reconnaîtra facilement que dans les hernies, ils doivent de même n'être renfermés qu'en partie dans le sac herniaire, et qu'une portion de leur face externe doit toucher à nu le tissu cellulaire environnant. Un chirurgien peu instruit qui, dans pareil

1. Tuffier. Etude sur le cæcum et ses hernies. *Arch. génér. de Médecine*, 1887, Juin, t. I, p. 641 à 666 et Juillet, t. II, p. 52 à 65.
2. H. Hartmann. Causes rares d'irréductibilité des hernies, *in France Médicale*, 1887, t. I, p. 305 et *Bull. de la Soc. clinique*, t. XI, p. 18.

cas, dirigerait son incision un peu trop sur le côté externe de la tumeur, trouverait immédiatement au-dessous du muscle crémaster, le cæcum et le côlon : ce qui lui ferait croire que ces intestins sont dépourvus de sac herniaire ; mais il reviendrait facilement de son erreur s'il incisait la hernie sur la ligne médiane ou sur le côté interne, car alors il ne manquerait pas de découvrir au-dessous du muscle crémaster et du tissu cellulaire sub-jacent, le véritable sac hernaire renfermant la plus grande partie du cæcum avec son appendice vermiforme ; il verrait en même temps *un large repli membraneux* qui s'étend des parois du sac à la surface de l'intestin, dont une partie se trouve hors du sac herniaire, de la même manière qu'elle était hors de la cavité péritonéale dans la région lombaire droite. »

Par ses laborieuses recherches anatomiques, Scarpa suit pas à pas la formation des hernies du cæcum et du côlon droit. Le fond du cæcum libre et sans attache, mal maintenu par les ligaments cæco-coliques, sollicité par la pesanteur, par la pression abdominale, attiré par la portion terminale de l'iléon, entraîné quelquefois, croit-il, par une adhérence fœtale au testicule, vient s'engager d'abord à l'orifice inguinal. Puis le colon descend et avec lui le péritoine auquel il est attaché. « La paroi externe du col du sac herniaire était formée évidemment par la portion de péritoine qui revêt dans l'état naturel la région ilio-lombaire ; le cæcum et le commencement du côlon se trouvent attachés à cette partie des parois du sac, par les mêmes replis du péritoine qui les fixent naturellement dans le flanc droit.... Il était impossible de réduire complètement le cæcum et le commencement du colon, parce que les adhérences dont je viens de parler, s'étendaient à environ deux pouces au-dessous de l'anneau inguinal. Sur un troisième sujet qui était un homme de 60 ans mort avec une hernie scrotale du côté droit ancienne et très volumineuse, je trouvai dans le sac herniaire non seulement le cæcum et le commencement du colon mais encore l'*extrémité de l'intestin grêle* ; tous ces viscères réunis formaient une masse considérable qui distendait le scrotum. On voyait encore de la manière la plus évidente que les replis du péritoine qui constituent les *attaches naturelles* du cæcum et du commencement du côlon faisaient partie du sac herniaire et se continuaient avec la tunique péritonéale de ces intestins en formant ce que j'appelle l'*adhérence charnue naturelle.* »

En résumé : hernie du cæcum : pas d'adhérence ; cæcum et côlon hernié : adhérence naturelle au péritoine ilio-lombaire, descendu pour former le sac.

Du côté gauche, Scarpa montre que l'adhérence charnue naturelle peut avoir lieu pareillement. « On sait que le côlon lombaire gauche est fixé d'un côté au méso-côlon et de l'autre au feuillet de péritoine qui revêt la région ilio-lombaire au moyen de larges replis membraneux formés par le péritoine lui-même.... Si la portion du côlon qui est située au-dessus des vaisseaux iliaques est entraînée dans le scrotum, le sac herniaire sera formé nécessairement par le feuillet de péritoine qui revêtait la région ilio-lombaire et conséquemment par les replis de cette membrane qui fixaient l'intestin dans sa situation naturelle. Dans cette espèce de hernie, de même que dans celle qui est formée par le cæcum, on trouvera toujours une portion du gros intestin attachée au sac herniaire (V. Pl. VI, fig. 3 de Scarpa) par les mêmes liens qui la fixaient dans la cavité abdominale c'est-à-dire au moyen d'*une adhérence charnue naturelle.* »

Scarpa étudie en outre quelques signes diagnostiques, insiste sur la distinction des symptômes de l'étranglement herniaire d'avec ceux des coliques d'irritation qui dépendent de l'adhérence des intestins entre eux ou au sac herniaire.

Pour le traitement de l'étranglement, il n'hésite pas à affirmer qu'il ne reste pour sauver le malade d'autre ressource que l'opération : « Avant de l'entreprendre, le chirurgien doit se rappeler que les viscères renfermés dans la tumeur ne sont pas susceptibles d'être replacés complètement dans le ventre, à cause des connexions particulières qu'ils ont avec le sac herniaire; il doit savoir aussi que dans ce cas, de même que dans toutes les hernies scrotales d'un grand volume, *le col du sac herniaire n'est jamais la cause immédiate de l'étranglement*. D'après ces conditions, s'il n'y a aucun indice de gangrène, le chirurgien se contentera de mettre à découvert l'anneau inguinal qu'il incisera légèrement en dehors, sans toucher au col du sac herniaire. Par cette simple incision, il fera cesser l'étranglement. Ensuite, à l'aide de légères pressions sur la tumeur, il fera reprendre aux matières fécales et aux vents leur cours naturel, et il essaiera de repousser autant que possible les viscères dans le ventre. Si par méconnaissance, par inadvertance, ou volontairement par crainte de la gangrène, l'opérateur a ouvert le sac, qu'il réduise la portion de l'intestin réductible et recouvre le reste de compresses trempées dans une décoction de guimauve. La plaie se cicatrisera sur l'intestin. Plus tard, pour empêcher la tumeur de grossir et pour la garantir de toute pression, le malade devra faire usage pour le reste de ses jours d'un *brayer* à pelote concave. »

Le mémoire de Scarpa fut vulgarisé en France dès 1812 par la traduction de Cayol. On aurait pu croire qu'après une description aussi nette, tout le monde aurait été d'accord sur ces adhérences naturelles du gros intestin à la paroi du sac; il n'en est rien (Hartmann).

Les observations se multiplient, Cloquet[1] dépose au musée Dupuytren

1. Cloquet. Catalogue du musée Dupuytren. Nos 233, 287, 298, 290, 301, 302, 313. *Recherches sur les causes et l'anatomie des Hernies.* Thèse Paris, 1819.

plusieurs pièces de hernie du cæcum ou de l'S iliaque. Malgaigne[1] en 1841 communique deux cas semblables à l'Académie des Sciences. Mais la grave erreur anatomique subsiste, fondamentale, qui va mettre à l'épreuve l'imagination des chercheurs de théories; nous y avons fait allusion : c'est la notion obstinément établie de cæcum adhérent et rétro-péritonéal.

On pouvait lire dans le Traité Magistral de Cruveilhier[2] à propos du cæcum : « Il est situé dans la fosse iliaque droite qu'il remplit presque entièrement. Le cæcum est une des parties les plus fixes du canal intestinal; il doit cette fixité à la disposition du péritoine pariétal qui ne fait que passer au-devant de lui et qui l'applique contre la fosse iliaque. » Pourtant il existe déjà une restriction à côté de cette classique affirmation : « la situation n'est pas fixée chez tous les sujets; souvent enveloppé de tous côtés par le péritoine, il flotte pour ainsi dire dans la région qu'il occupe et sa mobilité est mesurée par la laxité du méso-côlon lombaire droit. Cette disposition du péritoine n'est même pas nécessaire pour expliquer le déplacement considérable que le cæcum subit dans quelques cas. Ainsi il n'est pas rare de le voir plonger dans l'excavation du bassin, il entre quelquefois dans la formation des hernies, et une chose assez singulière c'est qu'*il a été trouvé au moins aussi souvent dans les hernies du côté gauche que dans celles du côté droit*[3]. »

Aussi, Tenain[3] admet-il que le cæcum hernié est en arrière, le plus souvent dépourvu de sac, directement en rapport avec le tissu cellulaire du scrotum.

Gosselin[4] dans son traité classique des Hernies (p. 56) apporte à Tenain l'appui de sa haute autorité; il ne fait que rappeler l'adhérence charnue naturelle de Scarpa « les replis péritonéaux dont il s'agit sont assez longs, dit-il, pour permettre la rentrée et la sortie facile du gros intestin ». La rareté des kélotomies à cette période de la chirurgie peut seule expliquer cette opinion d'un maître tel que Gosselin.

Duret[5], « gêné probablement par ces divergences qu'il était obligé d'exposer dans sa thèse d'agrégation et imbu de cette idée de plus en plus classique que le cæcum était en rapport avec le tissu cellulaire de la fosse iliaque » (Hartmann), admet pour le cæcum deux modes de locomotion : tantôt il glisse dans le tissu cellulaire de la fosse iliaque, dans le péritoine qu'il entraîne incomplètement, tantôt c'est cette membrane qui se déplace au-devant de lui et la partie herniée occupe la cavité d'un sac véritable et complet.

1. MALGAIGNE. Mémoires sur les étranglements herniaires. *Bull. de l'Acad. des Sciences*, 1841. 14 Septembre. Obs. XV et obs. XIII.

2. CRUVEILHIER. *Traité d'anatomie descriptive*, 3e édition, 1852, p. 548.

3. TENAIN. Des organes que l'on rencontre dans les hernies inguinales. *Ann. de chir. fr. et étr.* t. IV, Paris, 1842, p. 156.

4. GOSSELIN. *Leçons sur les hernies abdominales*, 1865, p. 56.

5. DURET. *Des variétés rares de la hernie inguinale.* Thèse d'agrégation, Paris, 1883, p. 24 à 31.

Ce bref exposé résume, de la façon la plus claire qu'il soit possible, la théorie unanimement reçue à ce moment des hernies par glissement.

Nélaton, dans son *Traité de pathologie externe* (t. IV), exposant brièvement les caractères des hernies du cæcum, rappelait une disposition signalée par Blandin dans ses leçons cliniques : dans quelques cas, le cæcum ayant éprouvé un mouvement de *bascule* autour de son diamètre transversal, son extrémité se relève en avant et en haut, sa face postérieure dirigée en bas, et le côlon ascendant décrit une courbe convexe en bas. On peut donc trouver un sac dans la partie supérieure de la tumeur, la partie inférieure en étant dépourvue.

En juin 1887, paraissait le mémoire de Tuffier[1] complétant une communication du même auteur à la Société anatomique. « Pendant les exercices de médecine opératoire, au printemps de 1886, je trouvai, sur un sujet de mon pavillon, une volumineuse hernie inguinale que je disséquai avec M. le Prof. Farabeuf. Elle était formée par le cæcum revêtu d'un sac péritonéal. Je fis, sur ce sujet, des recherches anatomiques, qui, jointes à leur complément indispensable, la bibliographie, me prouvèrent bien vite que tout n'était pas vrai dans l'histoire actuelle du cæcum et de ses déplacements. C'est pour redresser les erreurs qui ont cours sur la description de cet organe et pour compléter l'histoire clinique de ces hernies que j'écris la présente note. ».

Tuffier, mettant au point l'anatomie du cæcum, montrait que cet organe est complètement entouré de péritoine. Il est libre; la phrase est restée classique : « la main peut en faire le tour comme elle fait le tour de la pointe de cœur dans le péricarde. » Scarpa l'avait dit, mais on l'avait oublié. Sans doute, en 1848, Bardleben, préparant le cours de Virchow, l'avait bien constaté. Le traité de Krause avait rendu cette description classique en Allemagne. En Angleterre, Trèves[2] faisait le même travail de revision anatomique. Mais il fallait encore du temps pour que cette notion si importante s'inscrivît dans les ouvrages d'anatomie.

C'est seulement en 1890 que Tillaux[3] fera amende honorable : « Jusqu'à la sixième édition de cet ouvrage, j'avais écrit cette phrase : « Le péritoine « maintient le cæcum appliqué contre la fosse iliaque interne et, en général, ne lui forme pas de méso-cæcum, de telle sorte que la tunique mus- « culeuse est en contact immédiat avec le tissu musculaire sous-séreux de cette fosse.... » Je reconnais que c'était là une erreur.... Que devient avec cette disposition anatomique, l'histoire des hernies du cæcum sans sac, le cæcum glissant au-dessous du péritoine pour gagner l'orifice supérieur du

1. TUFFIER. *Loc. cit.*
2. TRÈVES. Lect. on the anatomy of the intestin-canal and peritoneum in Man. *Brit. Med. Journ.*, 1885, t. I, p. 415, 470, 527, 580. *Ibid*, 19 Février 1887.
3. TILLAUX. *Traité d'anatomie topographique*, 9e édition, 1897, p. 737.

canal inguinal? Elle reste tout à fait incompréhensible, et c'est un sujet à revoir de près. »

C'est précisément à élucider cette question que s'attache Tuffier : *toute hernie du cæcum a un sac*, pose-t-il en principe. Mais manquant d'arguments pour nier absolument la disposition sans sac affirmée par certains auteurs, il se laisse aller à cette concession : « l'intestin peut lui-même subir une aberration de développement : on sait en effet que le tube intestinal, cæcum et appendice, se développe au-dessous de la séreuse péritonéale. Si sous une influence quelconque, le cæcum et l'appendice oublient de se recouvrir de cette enveloppe, l'intestin cheminera dans le tissu cellulaire iliaque et pourra descendre toujours au-dessous du péritoine dans un des anneaux naturels d'où il sortira sans intéresser la séreuse. »

Tuffier classe les hernies cæcales en hernies *congénitales* et hernies *acquises*.

Les hernies *congénitales* répondraient à deux éventualités : ou le cæcum, ainsi que nous venons de le voir, ne s'est pas revêtu de péritoine, la hernie sera sans sac; ou bien son appareil ligamenteux s'est mal constitué. Dans ce dernier cas, l'organe peut flotter dans la cavité abdominale « libre comme l'intestin grêle, on peut le promener du sternum à la cuisse ». On verra dans la suite, quel est à notre sens l'importance de cette variété sur laquelle Tuffier insiste si justement. Bien entendu, ces dernières hernies posséderont un sac.

Les hernies *acquises* ne peuvent avoir lieu que par allongement ou désinsertion des ligaments; le cæcum devenu mobile, se hernie comme précédemment. A supposer que le ligament inférieur, inséré au bord gauche résiste, le cæcum *bascule*; sa face droite non maintenue, descend, devient inférieure, tandis que le fond demeure fixé en haut, près de l'anneau. Mais l'intestin grêle, 36 fois sur 38, occupe le sac herniaire, c'est alors une hernie cæcale compliquée. Il distend, le sac, ce sac peut se développer aux dépens du péritoine pariétal, mais il est des cas où celui-ci refuse de glisser; alors si le côlon ascendant a suivi le cæcum, c'est lui qui se laissera dépouiller d'une partie de son enveloppe péritonéale, lui et non pas le cæcum à qui sa séreuse est trop intimement attachée.

A ces cas répondent, d'après Tuffier, bien des hernies du cæcum dites à sac incomplet, ou à sac latéral; c'est hernies du cæcum à sac complet et du côlon ascendant à sac incomplet qu'on devrait dire.

D'ailleurs, cette disposition peut encore s'expliquer d'autre manière : « le cæcum est solidement fixé par son ligament supérieur, mais le côlon ascendant qui est au-dessus est plus mobile, sans moyens de fixité, dépourvu de péritoine en arrière; qu'il *s'allonge* trop, il ne pourra se développer en bas en repoussant le ligament supérieur; il se coudera donc dans le tissu cellulaire sous-péritonéal, basculera en dehors et la coudure s'accentuant, il descendra jusqu'à l'anneau, se présentant là par sa face postérieure sans péritoine, entraînant derrière lui la séreuse et peut-être le cæcum, dont les ligaments, ainsi distendus, céderont peu à peu : nous aurons ainsi une hernie primitive et avec sac incomplet, mais ce sera une hernie du côlon et non du cæcum[1].

Également, en 1887, le Prof. Hartmann[2], alors prosecteur lui aussi, publiait, dans la *France Médicale*, son mémoire sur « quelques causes d'irréductibilité des hernies ». Ce travail, auquel nous avons déjà fait des emprunts, expose la question des hernies du cæcum et des hernies du côlon gauche avec la plus remarquable netteté. Hartmann montre combien l'insuffisance des observations et la méconnaissance des rapports du gros intestin ont entretenu la confusion sur les hernies de cet organe. Il montre, pour le cæcum, l'excellence de la description de Scarpa. Au sujet de l'S iliaque, qui 1° *n'est pas un* S ; 2° *n'est le plus souvent pas dans la fosse iliaque*, il établit, s'appuyant sur l'autorité de Farabeuf et en concordance avec Trèves, que le côlon descendant, directement en rapport avec le tissu cellulaire dans deux tiers des cas, se continue avec l'anse oméga mobile et pourvue d'un long méso. Ainsi, des deux côtés, existe une disposition à peu près identique : à droite comme à gauche, on trouve une portion de gros intestin entourée complètement de péritoine (cæcum et anse oméga) se continuant avec une portion fixée à la paroi par un méso qui diminue de plus en plus d'étendue à mesure qu'on passe de cette portion libre à une portion le plus souvent dépourvue de péritoine en arrière (côlon ascendant ou descendant). Que le péritoine postérieur vienne glisser dans un trajet herniaire, grâce à la laxité du fascia propria et l'on aura, selon la portion de gros intestin qui aura glissé :

1° Un sac complet sans adhérence (cæcum ou anse oméga);

2° Un sac complet avec adhérence de plus en plus courte (cæcum ou anse oméga et portion adjacente du côlon ascendant ou descendant);

3° Un sac en partie incomplet (cæcum et côlon ascendant, anse oméga et côlon descendant), le dernier se trouvant dans une petite partie de son étendue directement en rapport avec le tissu cellulaire. « Nous revenons aux trois degrés de Scarpa, nous admettons que les hernies du gros intestin ont *toujours* un sac, que *souvent elles adhèrent au sac*, que quelquefois elles font même partie de la paroi du sac, suivant que c'est telle ou telle partie de l'intestin qui glisse. »

L'existence d'un sac constant autour du cæcum ou de l'anse oméga herniés, ainsi que l'avait enseigné Scarpa, paraît alors établie définitivement. Et si l'on sait combien elle intéresse l'opérateur, on peut mesurer l'importance de cette notion acquise par Tuffier et par Hartmann au

1. TUFFIER. *Loco citato*, p. 63.
2. H. HARTMANN. *Loc. ci*

moment où les nouvelles méthodes chirurgicales établissaient ou plutôt rétablissaient la pratique des opérations pour hernies.

Le mois suivant, le 20 avril 1887, Boiffin[1], autre prosecteur, soutenait une thèse sur les hernies adhérentes au sac, faites sous l'inspiration de Trélat. L'auteur étudie avec un soin minutieux les diverses formes d'adhérences et décrit de la façon suivante le glissement ou *locomotion*, mot qui a été adopté par plusieurs auteurs. « Il se fait une sorte de locomotion, de glissement, grâce à la laxité du tissu cellulaire sous-péritonéal; la séreuse qui tapisse l'une et l'autre fosse iliaque descend et s'engage dans le trajet herniaire. Et pour que ce mouvement soit possible, on conçoit qu'il doive se faire en même temps au niveau de la paroi abdominale postérieure, une élongation, une distension du péritoine qui ne se déplace pas dans toute la hauteur du flanc correspondant. Aussi, la partie inférieure du gros intestin, le cæcum par exemple, sort revêtue de son péritoine, tandis que la partie située au-dessus, le côlon ascendant, peut laisser son enveloppe séreuse fixée à la paroi abdominale et se présenter dépouillée en partie ou en totalité de sa tunique péritonéale; sa tunique musculaire se met en rapport immédiat avec le tissu cellulaire de la région herniaire. »

La même année, sur le même sujet, paraissaient la thèse de Lemenicier[2] et celle très remarquable de Mérigot de Treigny[3].

Broca[4], lui aussi prosecteur, et lui aussi guidé par Farabeuf, présente, en 1891, à la Société anatomique, une hernie inguinale directe, bilatérale, contenant à droite, l'épiploon et le côlon transverse, à gauche, la dernière anse d'intestin grêle, le cæcum et l'S iliaque. A ce propos, il critique l'opinion de Tuffier sur les hernies primitives du cæcum et plus volontiers, il admet qu'elles sont consécutives à des hernies de la dernière anse iléale. C'est, à son avis, la rentrée dans l'abdomen de la portion terminale de l'iléon qui commande la bascule du cæcum. Nous devrons utiliser, au cours de notre démonstration, cette très intéressante observation et les réflexions qui l'accompagnent.

A dater de cette époque les hernies du côlon droit ou gauche inspirent de nombreux travaux, nous rappellerons les principaux :

Anderson[5] en 1895, dans le *British Medical Journal*, rapporte 3 observations de hernies qu'il appelle « sans sac ».

1. Boiffin. *Hernies adhérentes au sac.* Thèse-Paris, 1887, n° 174.
2. Lemenicier. *Mécanisme des hernies du cæcum.* Thèse Paris, 1886-87.
3. Mérigot de Treigny. *Etude sur les hernies du gros intestin.* Thèse de Paris, 1886-87.
4. A. Broca. Hernie inguinable congénitale du cæcum chez un fœtus de sept mois, etc. *Bull. et Mém. de la Soc. anat.*, 1887, 10 Juin, p. 407; et plus tard : Hernie inguinale directe bilatérale, etc. *Bull. et Mém. de la Soc. Anat.*, 1891, Octobre, t. V, p. 547.
5. Anderson. Three cases of sacless ing. hernia. *British med. Journ.*, 1895, t. II, p. 967.

Desbordes[1] en 1896 soutient sa thèse sur les hernies de l'S iliaque.

En juillet 1896, c'est l'intéressante communication de Mauclaire[2] à la Société anatomique.

L'année suivante paraît la très bonne thèse de de Mayo[3], sur les « Hernies par glissement ».

Renault[4] les étudie chez l'enfant.

Les questions de pathogénie paraissent bien résolues, et c'est surtout au traitement que les auteurs vont s'intéresser désormais.

« Les adhérences par glissement du gros intestin sont d'un traitement plus difficile que les adhérences inflammatoires » dit Berger dans son article bien connu sur les Hernies, du traité de Duplay et Reclus.

Frœlich[5], dans la *Gazette hebdomadaire* d'avril 1899, Mouton[6] dans sa thèse du 15 juin de la même année, discutent la facilité de la réduction et les moyens d'empêcher la récidive.

A propos d'une communication de Weir[7] la question est agitée au congrès Américain de 1900.

Jaboulay[8] imagine son procédé de réduction, à propos duquel il insiste sur le mécanisme de hernie par bascule du cæcum.

Au congrès international de 1900, Morestin[9] fait une communication très remarquée; il montre la nécessité de la fixation pour empêcher les récidives des hernies du côlon iliaque et en propose les moyens.

L'année suivante, Savariaud[10] décrit au congrès de chirurgie français son élégant procédé de réduction avec reconstitution du méso.

Puis ce sont les articles de Bérard et Vignard[11] dans la *Gazette des hôpitaux*, les travaux de Gross[12], la thèse d'Andrieu[13] celle de Labadie-Lagrave[14] l'article de Frolow[15] dans le *Vracht*, etc.

1. Desbordes. *Hernies adhérentes de l'S iliaque*. Thèse de Paris, 1895-96.
2. Mauclaire. Hernie par glissement de la partie supérieure de l'S iliaque. *Bull. et Mém. de la Soc. Anat.*, 1896, p. 565.
3. De Mayo. *Contribution à l'étude des hernies par glissement du gros intestin*. Thèse Paris, 1897, n° 76.
4. Renault. *Hernies inguinales du cæcum et de l'S iliaque considérées principalement chez l'enfant*. Thèse de Paris, 1897-98.
5. Frœlich. Hernies par glissement. *Gazette hebd. de Méd. et de Chir.*, 1899, Avril, n° 33.
6. Mouton. *Hernies adhérentes par glissement du gros intestin*. Thèse de Lille, 1899, n° 126.
7. Weir. Treatment of the bliding hernias. *Med. Record*. Février 1900, p. 309.
8. Jaboulay in Bérard. Hernie primitive et irréductible du cæcum à sac incomplet. *Province Médicale*, 1896, p. 184.
9. Morestin. Traitement des hernies inguinales par glissement de l'S iliaque. *XIII° Congrès internat. de Médecine*, Paris, 1900, *Sect. de Chir. gén.*, p. 443.
10. Savariaud et Pascal. Procédé de cure radicale des hernies par glissement de l'S iliaque par retournement du sac. *Bull. et Mém. de la Soc. Anat.* 1900, p. 772 et *Congrès français de Chirurgie*, 1901, p. 575.
11. L. Bérard et P. Vignard. Sur trois cas de hernies inguinales du cæcum et de l'appendice à sac incomplet. *Gazette des Hôpitaux*, 1902, 10 Juillet, n° 77, p. 769, et des hernies inguino-crurales primitives du cæcum et de l'appendice à sac incomplet. *Gaz. des Hôpitaux*, 1902, 2 Août, n° 86, p. 861.
12. Gross. G. Hernies par glissement. *Arch. prov. de Chir.*, 1903, Mai, Juin
13. Andrieu. *Hernies de l'S iliaque par glissement*. Thèse Paris, 1903.
14. Labadie-Lagrave. *Hernies par glissement*. Thèse Paris, 1903-04.
15. Frolow Hernies du cæcum. *Prakt. Vratch*. Août 1904.

Dans son précieux livre de la collection Ricard, Rochard[1] résume les notions acquises sur les hernies du gros intestin et les précise encore. Il fait justice d'expressions malheureuses partout répandues et qui nuisent à la clarté de l'exposition. « En réalité le sac n'est pas incomplet. Le sac a la disposition qu'il a toujours. Il n'est ouvert qu'au niveau du collet. Ce qu'il y a d'incomplet, ce n'est donc pas lui, c'est l'enveloppe séreuse de l'intestin hernié. La désignation est défectueuse, il suffit d'être prévenu. » Rochard expose ensuite les meilleures méthodes opératoires.

Enfin en 1905, Baumgartner[2] fait paraître sa remarquable thèse sur « les hernies par glissement » riche en observations et en aperçus nouveaux.

Tout récemment encore J. Berton Carnett[3] reprend la question et publie 9 observations.

Le sujet pouvait paraître épuisé ; sauf à chercher des perfectionnements de la technique opératoire, pour la rendre plus stricte et plus sûre, il semblait bien qu'il n'y eut cette fois plus rien à dire sur les hernies du gros intestin et en particulier sur leurs adhérences charnues naturelles.

Et pourtant tout ou presque tout était à reprendre, ou si l'on veut, à interpréter différemment. Des faits nouveaux avaient surgi : une revision s'imposait. Toldt avait démontré l'évolution de l'anse intestinale primitive, Farabeuf, Roggie et ses élèves avaient vulgarisé ces connaissances en France. Elles étaient maintenant classiques, exposées dans tous les traités d'anatomie.

Elles guidaient déjà les chirurgiens dans mainte opération. Avec ces acquisitions de la science anatomique sur la genèse des mésentères, sur leur évolution et leur disposition définitive, les théories pathogéniques usuelles des hernies du gros intestin n'étaient plus possibles. De toute nécessité, il fallait un essai d'adaptation anatomique comparable, sous certains égards, à celui qui avait été fait en 1887 par Tuffier et Trèves.

Et il semblait même devoir être de plus haute importance : d'abord il s'appliquait à toutes les hernies du gros intestin ; ensuite et surtout il pouvait faire espérer une technique opératoire rationnelle basée à la fois sur la véritable anatomie et sur l'anatomie pathologique c'est-à-dire simple, sûre, toujours applicable et toujours efficace.

C'est précisément cette œuvre que nous avons essayé de mener à bien. Mais nous devons déclarer de suite que Cavaillon et Leriche[4], ont eu avant

1. Rochard. Les hernies. *Bibl. de Chirurgie contemporaine*, A. Ricard et E. Rochard, Paris, chez O. Doin, éditeur, 1904.

2. Baumgartner. *Les hernies par glissement du gros intestin*. Thèse Paris, 1905.

3. J. Berton Carnett. Inguinal hernia of the cæcum. *Annals of Surgery*, 1909, Avril, vol. XLIX, n° 4, p. 491.

4. P. Cavaillon et Leriche. Mécanisme et pathogénie des hernies du cæcum. *La Semaine médicale*, 1907 Mars, n° 12 p. 133.

nous, le mérite de vouloir attirer l'attention sur l'incompatibilité des théories anatomiques au sujet du péritoine du cæcum, et des théories pathogéniques au sujet des hernies de cet organe. Plus heureux qu'eux, c'est sur un cadavre porteur de cette sorte de hernie, que nous avons pu guider nos recherches. La confrontation des observations les plus explicites a fait le reste. Et nous nous sommes rendus à l'évidence d'une théorie pathogénique absolument nouvelle et originale, mais tout à fait simple, rationnelle, répondant à tous les cas. Un peu audacieusement peut-être, nous avons logiquement déduit de la pathogénie et de l'anatomie pathologique minutieusement étudiée, un *traitement opératoire idéal* : nous l'exposerons en détail.

Que donnera-t-il à l'usage? Il nous paraît plein de promesses. Peut-être quelque opérateur lui fera-t-il confiance et voudra-t-il bien l'essayer.

ANATOMIE

Ce qui a pu tenir aussi longtemps dans l'obscurité la question des hernies du gros intestin, c'est le flottement des doctrines anatomiques touchant le développement et les positions successives du cæcum à droite, du côlon pelvien à gauche.

Qu'on nous permette donc de rappeler succinctement quelques notions anatomiques aujourd'hui classiques, d'où découlent rigoureusement les conditions pathogéniques des hernies du gros intestin.

Le gros intestin est primitivement libre et mobile comme l'intestin grêle, dans la cavité abdominale. Comme l'intestin grêle, il a un revêtement péritonéal continu avec un mésentère à insertion dorsale et axiale. C'est secondairement que le gros intestin se fixe, par accolement de son mésentère au péritoine pariétal postérieur. Cette fixation est tardive, souvent inachevée à la naissance ; elle est toujours incomplète, car elle n'atteint pas le cæcum-diverticule, ni le côlon transverse, séparé du péritoine pariétal par le duodénum, ni le côlon iliaque trop long. Enfin, elle peut faire défaut pour les autres portions du gros intestin, créant ainsi des anomalies évidemment favorables à la production de hernies.

Ces notions, qui paraîtront peut-être élémentaires, méritent pourtant qu'on y insiste. Elles n'ont pas encore passé des Traités d'Anatomie dans les Traités de Chirurgie. C'est ainsi qu'on parle encore aujourd'hui d'absence de méso, d'intestin sous-péritonéal, sans revêtement séreux, et de hernies « sans sac ».

Les accolements qui d'une anse intestinale mobile feront une anse fixe, n'aboutissent jamais à une disparition, à une résorption d'un quelconque des feuillets séreux. Ils subsistent toujours sous forme de *fascia d'accolement* qu'il sera toujours possible de dédoubler, pour reconstituer les feuillets dans leur intégrité et leur mobilité primitives ; preuves indubitables de leur survivance. Ce décollement des segments fixes de l'intestin. (P. Duval, Kocher, Vautrin) est une manœuvre maintenant familière pour les chirurgiens. Il ne sera donc pas possible, dans le mécanisme des hernies du gros intestin, de parler de glissement sous-péritonéal de l'intestin, de dédoublement d'un méso court, le mésentère du gros intestin étant toujours trop long pour permettre à l'intestin d'en sortir; enfin d'intestin reposant directement à nu sur le tissu cellulaire iliaque, ou scrotal.

Ces conceptions reposent sur une erreur matérielle.

Il n'est plus permis aujourd'hui, de s'en tenir à la conception embryologique trop simpliste qui permettait d'écrire il y a à peine 20 ans : « On sait, en effet, que le tube intestinal, cæcum, appendice, se développe au-dessous de la séreuse péritonéale pariétale. »

« Le cæcum et l'appendice repoussant la séreuse s'en revêtent et s'en coiffent comme d'un bonnet ; le reste, côlon ascendant et descendant reste sous le péritoine pariétal. »

Cette conception erronée dont la simplicité maintient le succès, à peine entamé de nos jours, n'a pas peu contribué à obscurcir la pathogénie et le mécanisme des hernies du gros intestin et du cæcum en particulier, et à retarder l'emploi des méthodes opératoires rationnelles.

La partie du tube digestif qui fait suite à l'estomac s'est beaucoup allongée et décrit pour ce motif un trajet sinueux. A partir du pylore c'est-à-dire de l'extrémité inférieure de l'estomac, l'intestin se dirige brusquement en arrière jusqu'au voisinage de la colonne vertébrale ; puis il se recourbe de façon à décrire une anse assez longue, dont la convexité est tournée en avant et en bas. Le sommet de cette anse intestinale principale se trouve au niveau de l'ombilic. Elle est formée de deux branches presque parallèles entre lesquelles s'étend le mésentère. L'une de ces branches est *descendante* dirigée en bas et en avant, tandis que l'autre est *ascendante*, dirigée en haut et en arrière. Arrivée près de la colonne vertébrale, la branche ascendante se recourbe brusquement et se continue avec la partie terminale de l'intestin, laquelle fixée par son mésentère se dirige en ligne droite de haut en bas jusqu'à l'anus. » (Hertwig, p. 270).

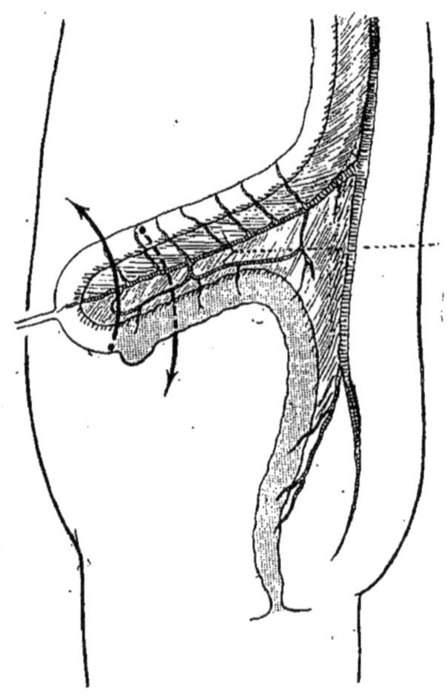

Fig. 1. — Anse intestinale primitive. — La partie teintée représente le gros intestin depuis le diverticule cæco-appendiculaire. Les flèches indiquent le sens du mouvement de torsion que va subir l'anse intestinale primitive.

L'aorte va constituer la charnière vasculaire du mésentère de l'intestin. Une branche longue pénètre entre les deux lames du mésentère commun de l'anse intestinale primitive ;

une branche plus courte se rend dans l'épaisseur du mésentère terminal à l'intestin terminal.

Des branches naissent de ces troncs et se portent vers l'intestin : la terminaison de ces branches forme autour de l'intestin des fourches artérielles fermées sur elles-mêmes ; si bien que le tube intestinal est enfermé non seulement dans un revêtement séreux, mais encore dans un réseau artériel dont il ne peut s'évader.

En résumé, dès l'origine, le revêtement séreux est complet pour tout l'intestin. Le mésentère est continu dans toute sa hauteur. Une portion de ce mésentère primitif étiré, jusqu'au voisinage de l'ombilic, forme un sac séreux mésentérique où s'engage pour s'en envelopper, l'anse intestinale primitive et son artère, l'artère mésentérique supérieure.

Or, comment va s'individualiser cette anse intestinale primitive?

A quelque distance du sommet de l'anse intestinale primitive et du canal vitellin (futur diverticule de Meckel) qui suspend l'anse à l'ombilic, par sa continuité avec la vésicule vitelline, la branche ascendante, de l'anse offre une légère dilatation ; c'est la première ébauche du cæcum.

La division est dès lors établie : la branche descendante tout entière, le sommet de l'anse et la portion initiale de la branche ascendante, donneront naissance à l'intestin grêle ; la branche ascendante formera le cæcum et le côlon jusqu'à l'angle splénique ; enfin la dernière partie verticale de l'intestin fournira les côlons descendant iliaque et pelvien, puis le rectum.

Dès la fin du deuxième mois, les deux branches de l'anse intestinale primitive s'allongent notablement, mais inégalement; l'intestin grêle l'emporte de beaucoup dans la rapidité de cette croissance.

Le mésentère commun subit au niveau de son bord viscéral l'influence de l'allongement de ce segment de l'anse intestinale primitive. Il se dispose alors en une sorte de volant plissé.

Le cæcum dans le courant du troisième mois, a pris du volume et grossira jusqu'à la fin de la vie intra-utérine. L'appendice déjà visible au troisième mois, représente au début, plus de la moitié de la longueur totale du diverticule cæco-appendiculaire; mais plus tard il cesse de se développer.

I. — **Torsion de l'intestin.**

Entre le deuxième et le troisième mois, commence la torsion intestinale qui va fixer topographiquement les divers segments de l'intestin dans la cavité abdominale. Selon Toldt, la cause de la torsion réside dans l'inégal accroissement en longueur de l'intestin et du tronc de l'embryon.

Cette torsion va se faire dans le *sens inverse* de celui des aiguilles d'une montre, autour d'un pivot artériel, l'artère mésentérique supérieure. L'anse intestinale primitive, entraînant le mésentère commun qui solidarise ses deux branches, se place d'abord dans un plan horizontal : branche

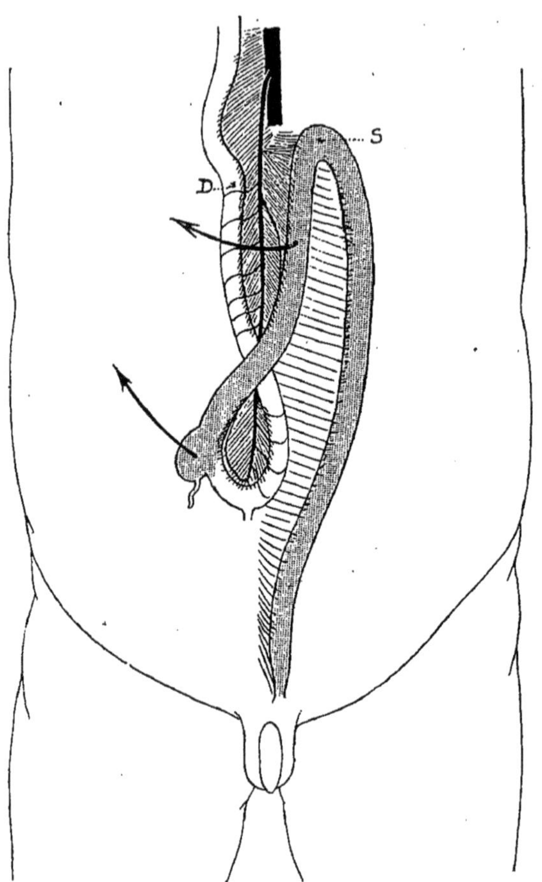

Fig. 2. — Torsion de l'anse intestinale primitive. — La torsion commence au niveau de l'ombilic; elle va gagner peu à peu toute l'anse dans le sens des flèches. S. Angle splénique du côlon. — D. Angle duodéno-jéjunal.

descendante à droite, branche ascendante à gauche, juxtaposées et parallèles; puis le poids de la masse intestinale grêle finit par attirer avec elle l'origine du gros intestin, par-dessus l'axe dorso-ombilical représenté par l'artère mésentérique supérieure.

Préparée à l'extrémité dorsale de cet axe, vers la racine du mésentère commun, la torsion s'effectue réellement, d'abord à l'extrémité ombilicale, et dans l'orifice ombilical lui-même, où adhère encore le canal vitellin (fig. 2).

La boucle ainsi formée, qui ne comprend d'abord que la portion terminale de l'intestin grêle, le cæcum et l'origine du côlon ascendant, gagne peu à peu en s'ouvrant comme un nœud que l'on desserre, vers la racine dorsale de l'anse. La torsion porte alors bientôt sur le reste du côlon ascendant et sur le côlon transverse.

En définitive, la branche ascendante de l'anse intestinale primitive s'est placée d'abord à gauche puis au-dessus, enfin à droite de l'axe mésenté-

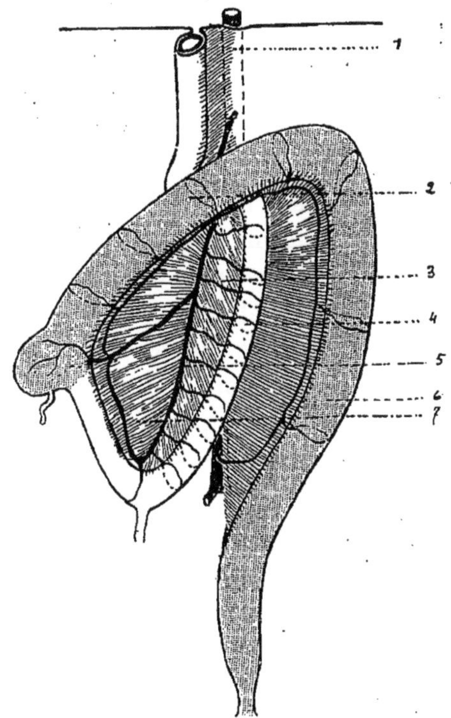

Fig. 3. — Anse intestinale primitive au stade « côlon oblique ». — L'angle hépatique n'est pas encore formé. — La torsion s'est achevée. — 1. Aorte; 2. Côlon oblique; 3. Mésentère commun; 4. Intestin grêle; 5. Artère mésentérique supérieure; 6. Côlon terminal; 7. Portion droite, méso-colique du mésentère commun.

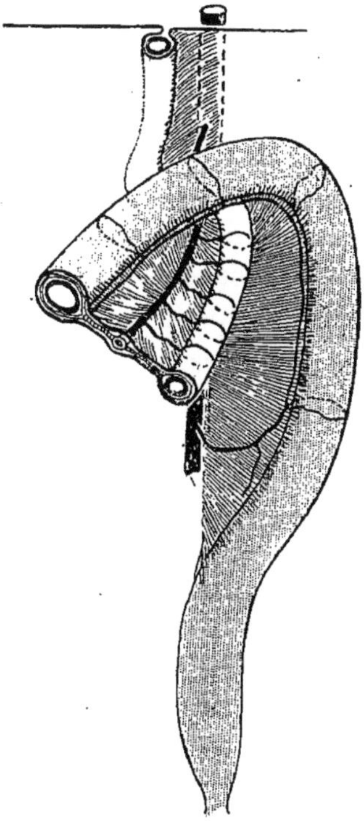

Fig. 4. — Même légende que sur la figure 3. Une coupe portant sur l'anse intestinale primitive tordue, mais non encore accolée, permet de voir la constitution du mésentère commun à l'anse grêle et au gros intestin, et la coupe de l'artère mésentérique supérieure, qui forme l'axe du mésentère commun.

rique, pendant que la branche descendante faisait le même chemin en sens inverse.

Déjà dans le courant du troisième mois, le cæcum ayant suivi la torsion de l'anse, apparaît au-dessous du foie, à droite de la ligne médiane où il va commencer sa migration.

II. — Involution de l'intestin.

La torsion est achevée : alors commence une sorte d'accommodation de la masse intestinale à la cavité abdominale, une « involution » comme nous l'avons appelée, du cornet mésentérique tordu sur lui-même et dont l'ourlet sur le bord libre est représenté par l'intestin lui-même. C'est un mouvement en spirale qui réfléchit les feuillets mésentériques l'un sur l'autre comme le mouvement d'un cornet qu'on resserre sur lui-même en faisant glisser sa paroi sur elle-même.

Cette involution oriente vers l'axe du cornet mésentérique toute la *face droite* du mésentère commun, et extérieurement *la face gauche* de ce même mésentère qui glisse sur le péritoine pariétal.

Nous pouvons suivre cette involution en prenant comme point de repère le cæcum, qui glisse avec le méso-côlon sur le péritoine pariétal et qui descend de haut en bas sur la paroi dorsale revêtue du péritoine pariétal à mesure que le cornet mésentérique se ferme sur lui-même.

Ce qu'on appelle la migration du cæcum n'est que le mouvement d'un point, le point cæcal, solidaire du mouvement généralisé à toute la masse intestinale et mésentérique. Cette involution s'arrête en général quand le cæcum est parvenu à la place qu'il doit occuper normalement dans la fosse iliaque droite, mais il arrive que l'involution se prolonge au delà du temps et des limites normales, et le cæcum entraîné dans cette involution prolongée viendra occuper successivement la partie inférieure de l'abdomen, puis le pelvis, enfin même la fosse iliaque gauche.

Au contraire l'involution peut s'arrêter prématurément et le cæcum demeurera ectopié en situation haute.

C'est qu'en effet l'arrêt de l'involution marque le début d'une nouvelle série de phénomènes morphogénétiques, qui sont les accolements secondaires du péritoine viscéral et mésentérique au péritoine pariétal postérieur, sans qu'il soit possible de dire si c'est l'arrêt de l'involution qui détermine la coalescence ou celle-ci qui interrompt l'involution.

III. — **Accolements secondaires du péritoine.**

L'intestin grêle, massé au centre du cornet mésentérique étale les parois de ce cornet et les couche sur le péritoine pariétal postérieur. Des adhérences ne tardent pas à s'établir.

Le côlon possède encore au troisième mois, un très long mésentère qui part de la paroi abdominale postérieure sur la ligne médiane, et qui n'est qu'une partie du mésentère commun.

Mais dans le grand cornet mésentérique, nous devons distinguer deux segments différenciés encore, par l'origine même de leur système artériel; au centre, à droite et en haut, l'ancienne anse intestinale primitive, dépendance exclusive de l'artère mésentérique supérieure : ce sera la « *grande anse mésaraïque* » de l'adulte; à gauche au contraire l'ancien intestin terminal, dépendance de l'artère mésentérique inférieure : ce sera la « *petite anse mésaraïque* » de l'adulte.

Nous pouvons parfois différencier le sommet de l'anse intestinale primitive même chez l'adulte, par la persistance anormale d'un diverticule de Meckel (canal vitellin), mais nous le pouvons toujours par la terminaison du tronc de l'artère mésentérique supérieure, terminaison qui ne se fait pas comme on le dit trop souvent, dans l'angle iléo-cæcal mais à une distance notable, 70, 80 ou 90 centimètres de cet angle, sur l'intestin grêle[1].

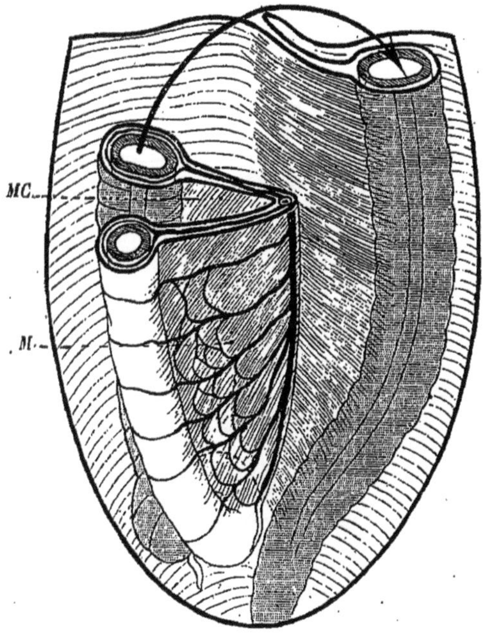

Fig. 5. — La torsion achevée, l'anse intestinale primitive flotte encore non accolée au-devant du péritoine pariétal. Elle est représentée ici coudée le long de son axe artériel (art. mésentérique supér.)

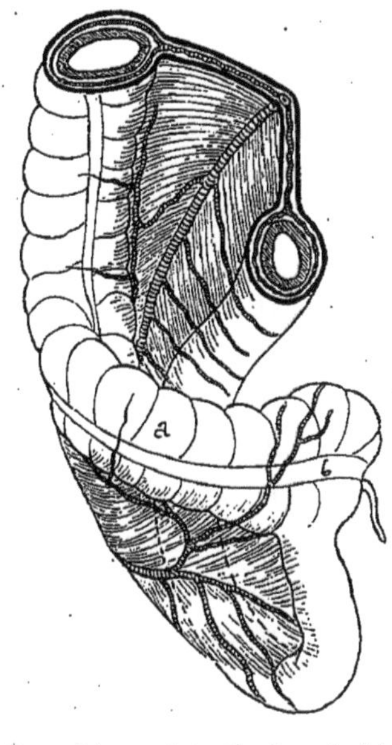

Fig. 6. — L'anse intestinale primitive et son mésentère commun, isolés. On a relevé la partie iléo-cæcale de l'anse pour montrer la face postérieure du mésentère commun, qui va s'accoler au péritoine postérieur au moins dans la moitié droite, méso-colique.

Nous avons besoin de ces points de repère pour délimiter d'une façon exacte et précise, non seulement les lignes d'accolement mais encore les zones de coalescence.

Pour plus de clarté, voyons ce qui se passe d'abord au niveau de l'anse intestinale primitive que nous appellerons désormais « grande anse mésaraïque » puis nous suivrons le processus de coalescence au niveau de l'intestin terminal auquel nous donnerons le nom de « petite anse mésaraïque ».

1. V. G. Lardennois et J. Okinczyc. La terminaison de l'artère mésentérique. *Bulletins de la Soc. Anatomique*, Janvier 1910.

CÔLON DROIT.

La grande anse mésaraïque, comme il est facile de le voir sur les figures 5 et 6 est encore libre et flottante au devant du péritoine pariétal postérieur et du méso-côlon terminal, qui s'est couché à gauche de la ligne médiane. La flèche de la figure 7 montre que l'on peut passer librement sous l'anse et son mésentère commun et sous l'artère mésentérique supérieure comprise entre ses feuillets.

L'anse est ourlée sur son bord droit par le côlon ascendant, le cæcum et la portion terminale de l'iléon; sur son bord gauche par le jéjunum et l'iléon. Un même mésentère commun, à deux feuillets, forme le péritoine viscéral de toute la grande anse mésaraïque. Le cæcum, diverticule antéro-latéral du côlon ascendant repousse la séreuse viscérale qui forme sur ce diverticule intestinal, un diverticule séreux.

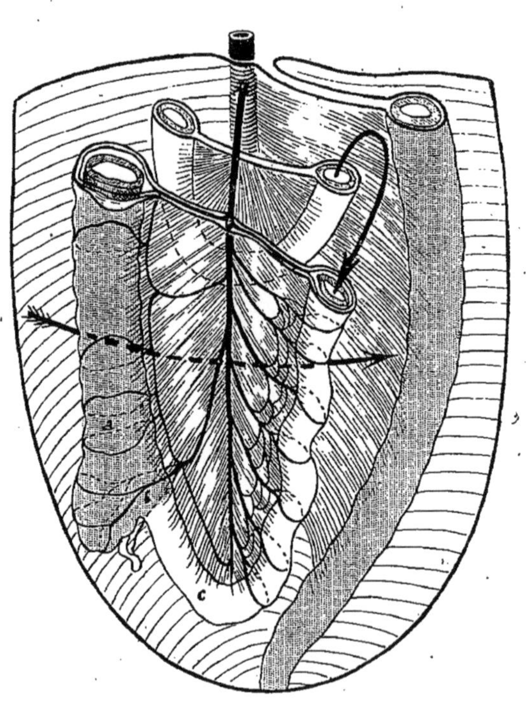

Fig. 7. — Coupe permettant de voir superposés et d'arrière en avant : le péritoine pariétal postérieur, le duodénum et son méso, la grande anse mésaraïque (anse intestinale primitive). La flèche en pointillé passe dans la zone du futur fascia d'accolement qui va fixer la moitié droite de la grande anse mésaraïque au péritoine pariétal postérieur. La petite anse mésaraïque (intestin terminal) s'est couchée vers la gauche autour de sa racine mésentérique.

On peut suivre exactement sur les figures 5, 6 et 7 au niveau de la tranche de section de la grande anse mésaraïque comme sur le segment supérieur des coupes (fig. 11, 12 et 15) la continuité absolue du feuillet péritonéal qui forme de part et d'autre de l'artère mésentérique supérieure, le mésentère commun et le péritoine viscéral de l'intestin.

L'artère mésentérique supérieure comprise dans le mésentère commun flotte avec lui, comme nous pouvons le voir sur la figure 6 où la grande anse mésaraïque isolée est soulevée en partie. Il en est de même sur la coupe 10, où la grande anse mésaraïque, soulevée par son sommet, laisse voir la face postérieure du mésentère commun, et par transparence, le tronc et les branches de l'artère mésentérique supérieure. Mésentère iléal et méso-côlon sont donc à ce moment directement continus. L'anse intestinale complètement enveloppée de péritoine ne pourrait sortir de sa gaine séreuse qu'au niveau de sa racine primitive c'est-à-dire entre les points D et S (v. fig. 2). En aucun point l'intestin n'est à nu, en aucun point il ne prend contact avec le tissu cellulaire sous-péritonéal lombaire, dont il reste toujours séparé par sa séreuse viscérale et par le péritoine pariétal, partout continu.

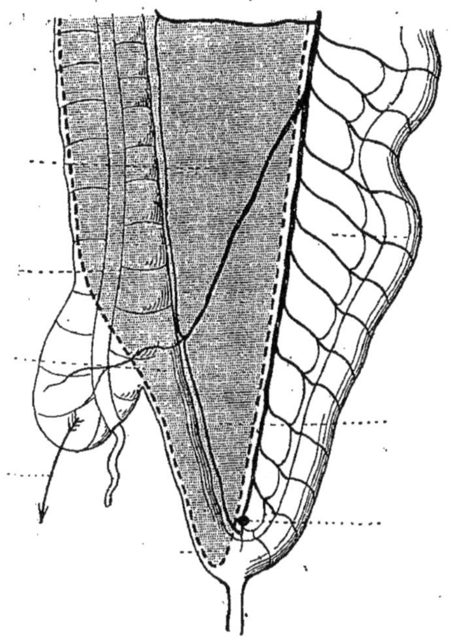

Fig. 8. — La zone de coalescence (fascia d'accolement) est représentée schématiquement par la partie teintée. — Le cæcum reste en dehors de cette zone, et la figure fait apparaître sa nature diverticulaire comme une évagination latérale de l'intestin. C'est pour cette raison qu'on peut le trouver si souvent libre et mobile, n'ayant pas pris une part directe au processus d'accolement qui a atteint le reste de l'anse colique.

Nous ne saurions donner trop d'importance à ces constatations.

Alors le mésentère commun commence à s'individualiser en un méso-côlon droit et un méso gauche.

La grande anse mésaraïque se plie sur elle-même comme un livre qu'on ferme, ainsi que nous l'avons figuré (v. fig. 5); le dos du livre correspondrait à la ligne de l'artère mésentérique supérieure. C'est par ce dos des feuillets mésentériques que va débuter la coalescence le long de la ligne artérielle mésentérique supérieure. Nous avons figuré ce début de coalescence sur les coupes 12 et 13.

De part et d'autre, à droite et à gauche de cet accolement linéaire, les deux branches de la grande anse mésaraïque flottent encore librement, mais rattachées désormais au péritoine pariétal par la racine mésentérique secondaire qui l'immobilise en partie.

Ainsi se constitue à gauche de cette racine mésentérique secondaire, le mésentère de l'intestin grêle; et à droite de la racine, le mésentère de la branche droite que nous appellerons désormais l'*anse iléo-colique*. La moitié droite du mésentère commun commence, nous l'avons dit, à la terminaison de l'artère mésentérique. Elle comprend entre ses feuillets, non seulement le cæcum et le côlon, mais aussi la portion terminale de *l'iléon* : c'est donc plutôt qu'un méso-côlon, un *méso-iléo-côlon*.

Mais peu à peu cette ligne d'accolement mésentérique se transforme par extension du processus vers la droite, en une zone de coalescence. D'après les classiques, l'accolement gagne de proche en proche, de gauche à droite et de haut en bas. On peut voir par la comparaison des figures 12 et 13 le sens de la progression de cet accolement qui tend peu à peu à fixer le méso-iléo-côlon contre le péritoine pariétal postérieur[1].

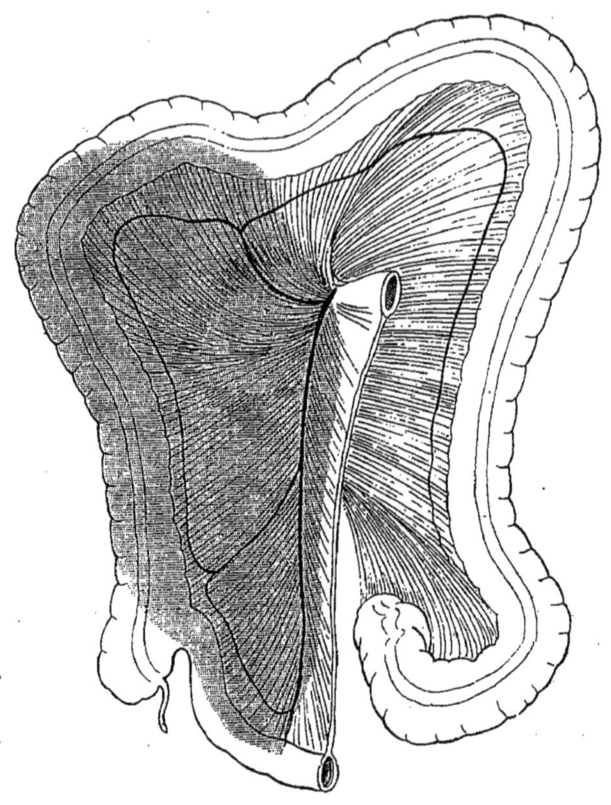

Fig. 9. — Sur cette figure imitée de Fredet (*in* Poirier) on peut voir l'ensemble du gros intestin, et en grisé toute l'étendue du fascia d'accolement qui fixe la moitié droite de la grande anse mésaraïque depuis l'anse iléo-colique jusqu'à la moitié du côlon transverse.

Sur la figure 8, la zone teintée indique les limites extrêmes de cette coalescence qui peut atteindre jusqu'au feuillet viscéral du côlon. Le cæcum, le plus souvent par sa nature diverticulaire, situé hors de la zone atteinte par le processus, échappe à la coalescence et demeure libre, flottant dans la cavité péritonéale.

Qu'est-ce en effet que le cæcum? C'est un simple *diverticule latéral* de l'intestin, désaxé de la continuité du tube intestinal, et qui par conséquent doit échapper, en principe, à la loi de coalescence à laquelle obéit le segment iléo-colique, situé à droite de la mésentérique supérieure. Il y échappera d'autant mieux qu'il sera plus long et que sa croissance diverticulaire sera plus prononcée. Dès lors, plus le cæcum sera long et plus il sera mobile, puisque le fond s'éloignera d'autant plus de la zone normale de coalescence. La figure 8 fera comprendre notre pensée. C'est donc avec juste raison que Bardleben, Luschka, Tuffier et Trèves décrivent le cæcum comme normalement libre, mobile, et recouvert entièrement de péritoine sur ses deux faces. Par son origine diverticulaire et latérale il se développe en dehors de la zone de coalescence

1. Ancel et Cavaillon n'acceptent pas l'opinion classique. Selon ces auteurs l'accolement colique se fait à partir du bord externe du côlon : il marche de dehors en dedans jusque dans le voisinage de l'artère mésentérique. (P. Ancel et P. Cavaillon. L'évolution du mésentère commun chez l'homme. *Journal de l'Anat. et de la Physiol. normale et pathol.*, 1907, t. XLIII, p. 387.)

qui n'atteint que le *méso-iléon-terminal quelquefois et le méso-côlon presque toujours.*

Le méso-côlon ascendant fait suite immédiatement au méso-côlon ter-

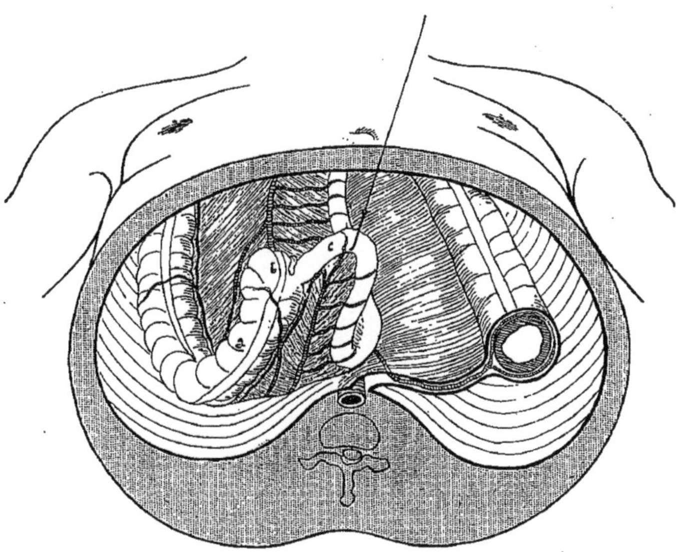

Fig. 10. — Coupe transversale de l'abdomen. — Segment supérieur de la coupe. La coupe n'a pas atteint la portion droite de l'intestin (tributaire de la mésentérique supérieure), grâce au décollement préalable de l'anse intestinale d'avec le péritoine pariétal dans les limites du fascia de coalescence qui l'avait fixée secondairement. L'anse est maintenue relevée et on aperçoit la face postérieure du cæcum (*b*) et du côlon ascendant (*a*), la face postérieure de l'intestin grêle (*c*) et du mésentère commun.

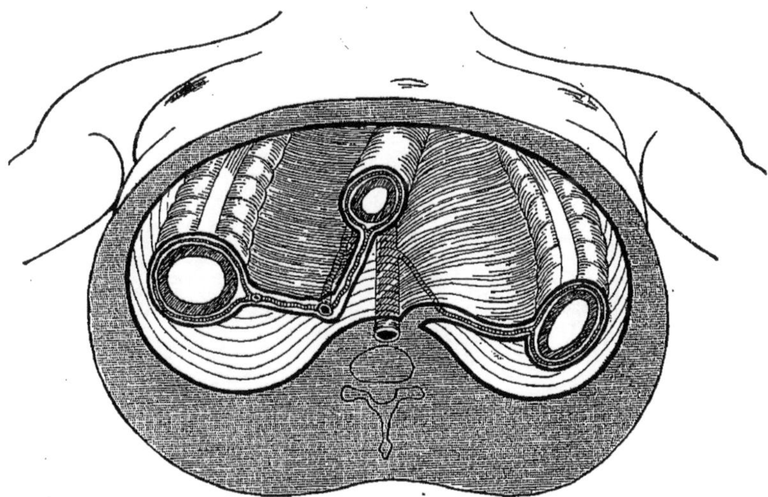

Fig. 11. — Segment supérieur d'une coupe transversale de l'abdomen. On voit au-devant du péritoine pariétal, l'anse intestinale primitive et son mésentère commun. A gauche de l'abdomen, coupe du côlon descendant, flottant encore au bout du mésentère terminal. Le processus d'accolement n'existe pas encore.

minal sans qu'il soit du reste possible de les différencier ni dans leur origine ni dans leur structure.

Mais la situation latérale excentrique du cæcum formé aux dépens du bord libre de l'intestin et même de sa face antérieure, fait qu'il n'existe

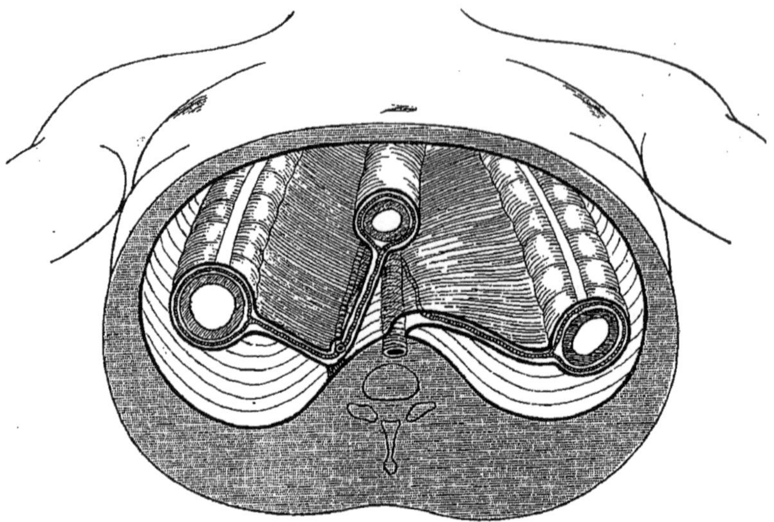

Fig. 12. — Le segment supérieur d'une coupe transversale de l'abdomen. (Comme fig. 11). Le processus d'accolement s'est amorcé au voisinage de l'artère mésentérique supérieure, entre la face postérieure du mésentère commun et le mésentère pariétal postérieur.

pas de méso-cæcum à proprement parler; c'est le méso-côlon qui porte au cæcum ses vaisseaux, le cæcum n'étant qu'un diverticule du côlon.

Contrairement à ce qui se passe pour le cæcum, la portion terminale de

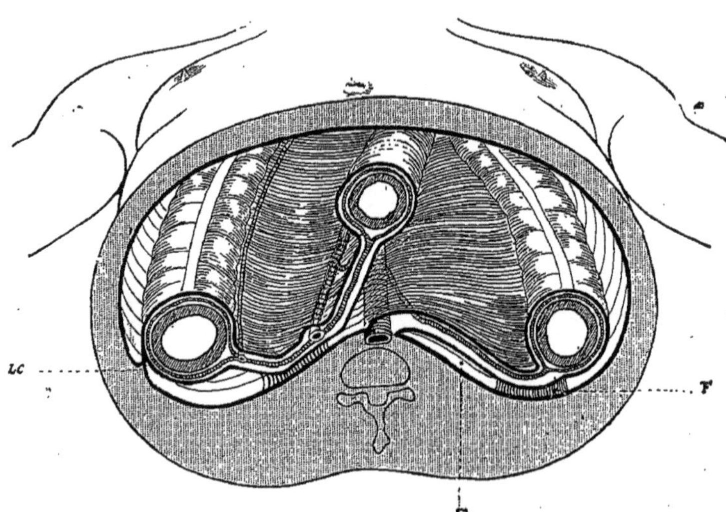

Fig. 13. — Segment supérieur d'une coupe transversale de l'abdomen. On peut suivre la disposition et la situation des mésos, les adhérences secondaires qui les fixent au péritoine pariétal postérieur. — LC. ligament cæcal formé secondairement (Leriche et Cavaillon) par étirement du péritoine pariétal. S, fossette sigmoïde par défaut de coalescence du mésentère terminal dans une partie de son étendue.

l'intestin grêle partage le sort de l'anse iléo-colique à laquelle elle appartient.

Or, la mobilité de cette anse est très variable. L'accolement nous l'avons vu, progresse selon les classiques de gauche à droite, mais aussi de *haut en bas*. La portion terminale de l'iléon serait donc dans l'étendue de l'anse iléo-colique, le segment qui s'accolerait le dernier : la fixité des 15 ou 20 derniers centimètres de l'iléon, marqueraient la fin et le maximum possible de ce processus d'accolement.

En fait, cette disposition est assez fréquente, puisque d'après Alglave[1] on la rencontre 21 fois sur 74 sujets chez lesquels le cæcum est *en position iliaque normale*; mais plus souvent encore (est-ce arrêt ou retard du processus?) la coalescence ne s'étend pas aussi loin et la portion terminale de l'iléon demeure mobile, flottante, rattachée horizontalement ou obliquement descendante, à la paroi abdominale postérieure. La hauteur du méso-iléon-terminal diminue d'ailleurs toujours, et même dans ce dernier cas, depuis la terminaison de la mésentérique jusqu'au cæcum. La racine du mésentère n'est donc pas dans la majorité des cas et comme le disent les classiques, verticale, obliquement inclinée de haut en bas et de gauche à droite; mais elle est formée en réalité de deux segments : un segment principal vertical oblique qui suit à peu près la direction de l'artère mésentérique supérieure et un segment terminal qui s'étend de la mésentérique jusqu'au cæcum. Ce dernier segment de direction à peu près horizontale fait avec le premier un angle obtus, droit ou même aigu, ouvert à droite et dont le sommet répond ordinairement à la terminaison de l'artère mésentérique supérieure. L'ouverture ou la fermeture de l'angle dépendent exclusivement de la situation du cæcum; angle aigu quand le cæcum est en situation haute, angle obtus si le cæcum occupe une situation basse.

Enfin, il semble que la situation haute du cæcum favorise l'extension maxima de la coalescence jusqu'à l'iléon et vers la terminaison de la mésentérique; autrement dit, l'iléon terminal aura d'autant plus de chance d'être mobile que le cæcum occupera une situation plus basse. C'est ce que l'on peut voir manifestement sur une figure de J.-L. Faure[2] représentant un cæcum en ectopie élevée.

Notre figure 14 est la reproduction exacte de cette disposition rencontrée par nous récemment sur un sujet de l'École pratique. On voit que dans ces cas le point le plus déclive de l'anse iléo-colique correspond exactement au sommet de la grande anse mésaraïque, à l'extrémité inférieure de la racine mésentérique secondaire et qui est en même temps l'extrémité inférieure du tronc de l'artère mésentérique supérieure.

Si cette disposition typique n'est pas plus fréquente chez l'adulte, cela tient exclusivement au cæcum, dont le poids a entraîné l'angle iléo-cæcal

1. P. Alglave. Contrib. à l'anatomie chirurgicale et comparée du segment iléo-cæcal de l'intestin de l'adulte. Mémoire présenté à la Soc. Anat. le 15 Février 1907. *Bull. et Mém. de la Soc. Anat.*, Paris, 1907, Février, p. 124.

2. J.-L. Faure. Situation anormale du cæcum. *Bull. et Mém. de la Soc. Anat.*, Paris, 1895, p. 9.

en un point plus déclive que celui correspondant à la terminaison de la mésentérique supérieure (voy. fig. 8). Il s'est fait ainsi une rotation autour d'un axe antéro-postérieur, passant par la terminaison de la mésentérique supérieure.

Rien de surprenant, dès lors, à trouver, comme dans le cas d'Alglave, malgré la fixité de cette portion terminale de l'iléon, un cæcum mobile.

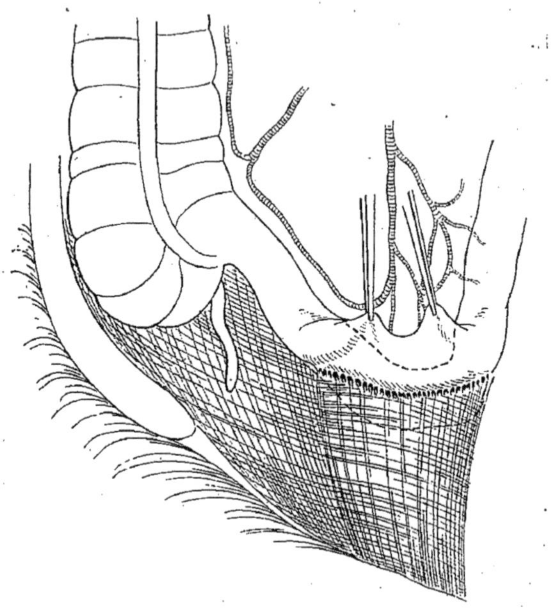

Fig. 14. — Disposition relevée sur un sujet de l'Ecole Pratique, et correspondant au maximum de coalescence de l'anse iléo-colique. La portion terminale de l'intestin grêle est obliquement ascendante vers un cæcum en situation haute. Le processus de coalescence a atteint cette portion terminale de l'intestin grêle.

En fait, il est exceptionnel de voir l'accolement de l'anse iléo-colique atteindre sur l'iléon la terminaison de l'artère mésentérique supérieure. Le sommet de l'anse mésaraïque, qui répond à cette terminaison, est flottant dans l'immense majorité des cas, et le mésentère présente à ce niveau une hauteur toujours appréciable. Nous avons même vu l'intestin former une véritable anse sigmoïde grêle formée aux dépens de la terminaison de l'intestin grêle, fixée de court à ses deux extrémités, longue et flottante à sa partie moyenne. Ce sont, ici comme au côlon pelvien, de simples variations et accidents de la coalescence.

Pendant tout ce temps, le mésentère de l'intestin grêle (lame gauche du mésentère commun) reste libre, flottante presque autant qu'à l'origine, et cela pendant toute la vie; cela doit résulter, indépendamment d'une nécessité physiologique, de la mobilité, mais aussi de la longueur même de l'intestin grêle et de son mésentère qui, plissé, ne peut s'étaler à plat sur le péritoine postérieur pour y adhérer.

Plus la coalescence sera complète et plus l'anse iléo-colique sera adhérente, immobile et fixée; les arrêts de coalescence, les coalescences irrégulières déterminées le plus souvent par un excès de longueur du côlon ascendant se manifestent par la présence de recessus paracoliques décrits par Toldt.

Enfin, il semble que cet accolement se poursuive de même pendant la vie. Ce qui revient à dire que dans une proportion que nous établirons plus tard, l'anse iléo-colique et même la grande anse mésaraïque peut demeurer plus ou moins flottante, mobile par défaut de coalescence.

Nous verrons les déductions importantes qu'il convient de tirer de ces faits aujourd'hui mieux connus.

Quoi qu'il en soit, dans toute la zone de coalescence, il ne s'établit jamais de résorption séreuse ni de disparition des feuillets primitifs du péritoine. Nous voyons se former un *fascia d'accolement* qu'il sera toujours possible de dédoubler chirurgicalement pour rendre aux mésos leur mobilité primitive.

On n'a donc pas le droit de parler *d'absence de méso*, on peut dire seulement *accolement* plus ou moins étendu du méso.

CÔLON TRANSVERSE.

Il semble que le processus d'accolement ne se limite pas seulement à l'anse iléo-colique et au méso-côlon ascendant, mais encore, selon Buy, à la moitié droite du côlon transverse et de son méso, c'est-à-dire à cette partie du côlon transverse à laquelle nous avons donné le nom d'anse hépato-colique. (V. fig. 9).

Le défaut de coalescence sur cette portion du méso-côlon transverse fixe, par son degré, la hauteur sur la paroi abdominale postérieure, de l'insertion de la racine secondaire, transversale du méso-côlon transverse. Plus l'accolement sera étendu et plus l'insertion de la racine sera haute.

La moitié gauche du côlon transverse, ou anse gastro-colique, ne s'accole pas, reste libre et flottante, prolabée le plus souvent par-dessus la masse intestinale grêle qu'elle contribue à enfermer.

CÔLON GAUCHE.

Quant au côlon gauche (ou petite anse mésaraïque), il se couche à gauche de la ligne médiane, prend contact par la face gauche de son méso avec le péritoine pariétal postérieur et s'y accole progressivement de haut en bas et de la ligne médiane vers la gauche, c'est-à-dire de dedans en dehors. Quand le côlon gauche est court et tendu verticalement de l'angle splénique au rectum, l'accolement se fait complètement et l'anse pelvienne du côlon se fixe de court également, grâce à l'étalement à plat de son méso sur le péritoine pariétal.

Si le côlon gauche présente une longueur exagérée, tout cet excès de longueur se répartit le plus souvent sur la portion pelvienne et iliaque du côlon. D'où la formation d'une anse flottante qui, ne pouvant prendre contact à plat sur le péritoine pariétal, échappe au processus d'accolement, demeure libre et mobile, ménageant au-dessous d'elle une fossette sigmoïde, qui n'est que le plus grand et le plus constant des recessus paracoliques de Toldt (V. fig. 15).

L'accolement aboutit à gauche comme à droite, à la formation d'un fascia de coalescence, qu'il sera toujours possible de dédoubler pour retrouver les feuillets originels persistants du péritoine primitif (V. fig. 13).

En résumé, à la période de l'anse intestinale primitive, nous trouvons un péritoine viscéral complet, des mésos longs et libres, un intestin flottant et mobile.

A la période de coalescence, nous trouvons encore le péritoine viscéral complet, mais plus ou moins adhérent; des mésos persistants, mais plus ou moins accolés, un intestin plus ou moins fixé et immobilisé.

IV. — **Mésos et ligaments.**

On donne communément le nom de *méso* et de *ligament* à des formations définitives du péritoine au voisinage de l'intestin considéré anatomiquement chez l'adulte.

De longues descriptions reproduites par les traités ont fixé en apparence le type de ces mésos et de ces ligaments.

En réalité, rien n'est plus discordant, plus contradictoire que ces descriptions : il semble même qu'on ne s'entende pas sur la valeur exacte des termes; cela s'explique aisément puisque l'existence et la forme de ces mésos et ligaments sont subordonnés aux caprices d'une coalescence que tant de facteurs peuvent diriger ou modifier.

Il nous semble qu'il n'y a pas lieu de donner la valeur de *mésos* à des formations secondaires ou tertiaires qui assurent parfois au gros intestin une mobilité relative. Nous venons de voir que les mésos vrais *ceux qui portent les vaisseaux* subsistent intégralement même après la coalescence : il suffit de les rechercher. Donc le méso, même chez l'adulte, doit être et demeurer ce que nous l'avons vu être primitivement au cours du développement : et nous ne connaissons, à mériter ce nom, que le mésentère commun que l'on peut subdiviser en *mésentère de l'intestin grêle et en méso-iléo-côlon* et, d'autre part, le mésentère terminal qui s'appelle encore le *méso-côlon*, *descendant*, *iliaque* et *pelvien*.

Une coalescence incomplète laisse parfois libre et flottant le bord intestinal du méso primitif; mais ce n'est là qu'une partie du méso dont le reste subsiste d'ailleurs accolé au péritoine pariétal.

Par contre, on donne souvent le nom de *mésos* à des formations tertiaires constituées après coalescence par étirement du péritoine pariétal. A la faveur de la laxité de ces liens, l'intestin recouvre une partie de sa mobilité perdue : mais ces liens ne sont pas des *mésos*; ce ne sont pas en effet des *lames porte-vaisseaux* et leur sacrifice n'entraîne aucun dommage pour l'intestin.

Ces formations méritent bien plutôt le nom de *ligaments* selon la définition classique de ce mot : ce sont des replis du péritoine pariétal adossé à lui-même par étirement, et qui sont tendus entre la paroi abdominale et un viscère quelconque de l'abdomen.

Rien de plus capricieux, de plus inconstant que ces formations; il est presque possible de les fabriquer extemporanément en tirant sur un viscère fixé au péritoine pariétal.

Nous comprenons fort bien l'opinion de Quénu et Heitz-Boyer[1] à propos des ligaments du cæcum, quand ils disent : « Nous refusons aux liga-

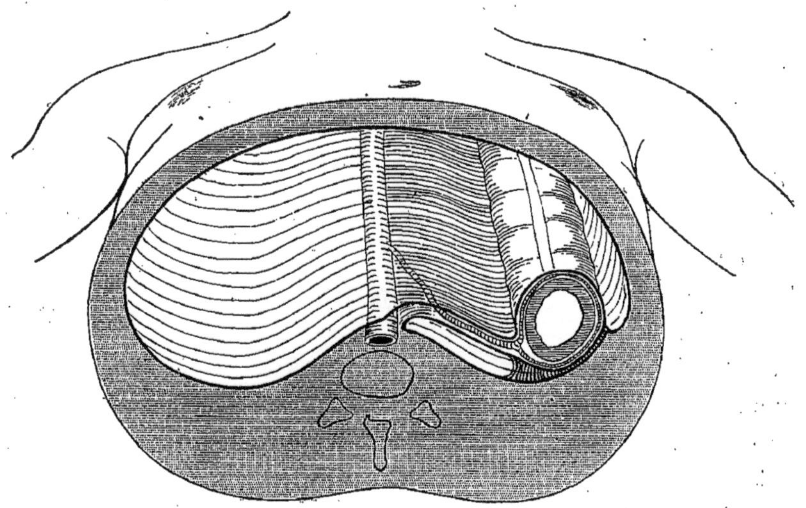

FIG. 15. — Segment supérieur d'une coupe transversale de l'abdomen destinée à montrer les accidents de la coalescence au niveau du côlon gauche. — 1. Formation de la fossette sigmoïde (défaut de coalescence) entre le méso-côlon terminal et le péritoine pariétal postérieur. 2. Amorce de la formation d'un ligament latéro-colique externe, aux dépens du péritoine pariétal postérieur, au droit du côlon descendant et à la limite du fascia d'accolement.

ments une entité anatomique; tous ces soi-disant ligaments ne sont que des degrés, des accidents de la coalescence. »

Nous ne décrirons pas les ligaments du cæcum, du côlon, dont la principale caractéristique est de varier d'un individu à l'autre dans leur forme et leur existence même.

Mais nous voulons attirer l'attention sur ces *ligaments* secondaires ou plus tardifs encore, entraînés par le cæcum ou le côlon fixés, par traction sur le péritoine pariétal. Ancel et Cavaillon[2] ont décrit avec soin ces formations. Ils ont montré ces *ligaments* accolés au méso véritable du côlon et, comme de juste, la dissection leur a permis d'y retrouver *quatre feuillets* groupés deux par deux; les deux internes se continuent avec les

1. QUÉNU et HEITZ-BOYER. *Bull. et Mém. de la Soc. Anat.*, 1904, p. 787.
2. ANCEL et CAVAILLON. *Loc. cit.*

deux feuillets du mésentère, ils limitent l'espace dans lequel glisse le pédicule vasculaire; les deux externes (V. L. C., fig. 13) contiennent une mince couche de tissu cellulaire sous-péritonéal entraîné par un pli péritonéal.

Ces formations ne méritent pas le nom de *mésos* : ce sont, au même titre que les autres, des *ligaments* et rien que des ligaments.

Nous pouvons même affirmer que cette formation ligamentaire par étirement à deux feuillets adossés du péritoine pariétal, cette fente péritonéale n'existe pas seulement à droite sur le bord externe du cæcum et du côlon ascendant; on la retrouve identique à gauche au niveau du côlon iliaque ou pelvien.

En effet, ces deux segments du côlon peuvent, après coalescence com-

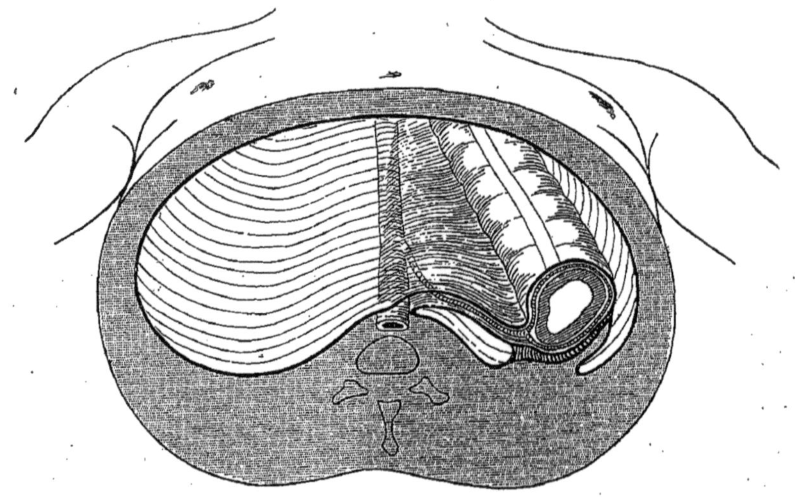

Fig. 16. — Segment supérieur d'une coupe transversale de l'abdomen. Le ligament latéro-colique externe est plus marqué, formé par étirement du péritoine pariétal.

plète, recouvrer une partie de leur mobilité, grâce à l'étirement du péritoine pariétal qui s'adosse à lui-même, formant une tente péritonéale plus ou moins longue qui s'accole au méso véritable. Ce n'est alors, ni le mésocôlon demeuré libre qui assure la mobilité des côlons iliaque et pelvien, ni le décollement du méso d'avec le péritoine pariétal; mais on trouve une anse quelque peu flottante, et qui se rattache à la paroi postérieure, d'une part, par les deux feuillets normaux du méso vrai accolé par où arrivent les vaisseaux, et d'autre part, par les deux feuillets disposés en tente et adhérents au méso, du ligament fait de péritoine pariétal étiré. On peut alors, comme Ancel et Cavaillon l'avaient fait au niveau du cæcum, retrouver quatre feuillets groupés deux par deux dans ce soi-disant méso reconstitué.

Ainsi, l'anatomie et l'embryologie ne nous permettent pas d'admettre la pathogénie invoquée par Savariaud, pour les hernies de l'S iliaque, par retournement du méso. Nous savons, depuis Toldt, que l'intestin primitivement pourvu de méso, ne peut s'échapper, de cette façon, par écartement, par étalement des deux feuillets sur la paroi[1].

La théorie de l'accolement, démontrée par Toldt, est aujourd'hui établie sur des preuves indiscutables. Cet accolement, s'il leur fait perdre leur

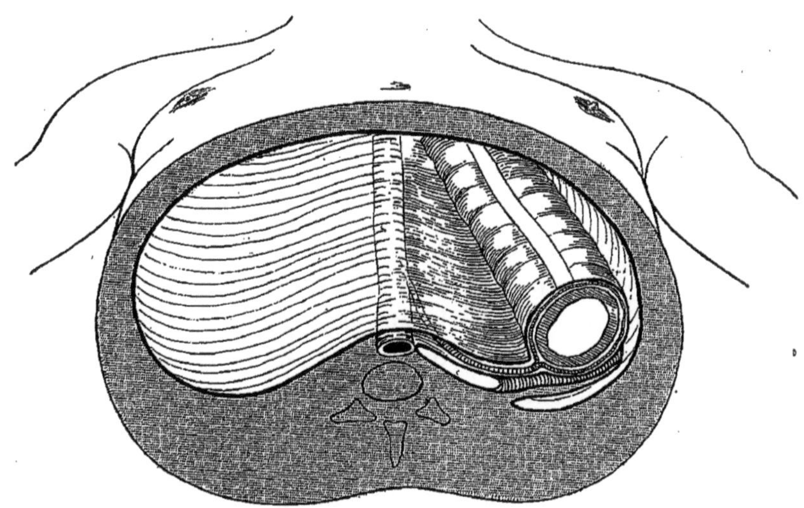

Fig. 17. — Segment supérieur d'une coupe transversale de l'abdomen. Le ligament latéro-colique externe formé par étirement du péritoine pariétal accolé, est arrivé à son maximum. Ainsi se constitue un faux méso secondaire à l'intestin et constitué en réalité de 4 feuillets adossés.

mobilité, fixe pourtant les mésos dans leur intégrité; dès lors, la théorie du sac, constituée par le méso dédoublé et retourné en doigt de gant, tombe d'elle-même : elle devient incompatible avec les réalités anatomiques.

V. — **Physiologie du méso-côlon.**

Nous lisons, sous la plume de Morestin[2], la description suivante : « Le côlon iliaque étant pourvu d'un méso, court il est vrai, mais à peu près constant, on a en conclu que quand l'intestin se présentait dépourvu d'un revêtement séreux, ce ne pouvait être le côlon iliaque mais le côlon descendant. *Une telle description est conforme à l'anatomie schématique*, mais ne saurait être acceptée. Comme tous les mésos, celui du côlon iliaque est susceptible de grandes variations même *physiologiques*, puisqu'il doit nécessairement s'adapter aux changements de volume du segment d'intes-

1. Savariaud et Pascal. Procédé de cure radicale des hernies par glissement de l'S iliaque par retournement du sac. *Bull. et Mém. de la Soc. Anat.*, Paris, 1900, p. 772 et *Congrès franç. de Chir.*, 1901, p. 575.

2. Morestin. Traitement des hernies inguinales par glissement de l'S iliaque. *XIIIe Congrès internat. de Méd.*, Paris, 1900. *Sect. de Chir. génér.*, p. 443.

tin auquel il est annexé. Les deux lames sont distinctes et mobiles l'une sur l'autre. Elles s'écartent ou se rapprochent dans la partie voisine du bord adhérent, selon l'état de réplétion ou de vacuité. Une simple traction suffit à séparer complétement les deux lames l'une de l'autre, une traction exercée sur le péritoine de la fosse iliaque au-dessous de l'intersection du côlon, tend à abaisser celui-ci et à déplisser le méso, la lame supérieure résistant davantage et gardant les vaisseaux à sa face profonde. »

Il s'agit là bien entendu des mésos secondaires, des ligaments latéro-coliques précédemment décrits, dus à des adhérences secondaires du bord externe du gros intestin au péritoine pariétal. Ces adhérences peuvent suivant l'état de vacuité ou de réplétion du canal intestinal, étirer plus ou moins le péritoine de la fosse iliaque.

Ce méso secondaire a une part dans la fixation de l'intestin, il n'en a aucune dans la nutrition de l'intestin. Ces adhérences secondaires, ces mésos secondaires peuvent manquer, et l'intestin est mal fixé. Le chirurgien peut d'autre part détruire facilement ces ligaments d'importance variable et décollant le méso véritable, le méso primitif, le méso porte-vaisseaux, rendre sans dommage au gros intestin sa mobilité originelle.

ÉTIOLOGIE

I. — **Fréquence.**

Il est entendu que nous n'avons pas eu recours pour établir la fréquence des hernies du gros intestin à une compilation de tous les cas publiés. On ne publie que les observations de hernies compliquées. Il est inutile d'insister là-dessus.

Nous nous sommes servis de statistiques intégrales de chirurgiens et rappelant les chiffres donnés par Brünner et par Colley nous tablerons surtout sur les riches archives mises très obligeamment à notre disposition par nos maîtres M. A. Broca pour les enfants, M. H. Hartmann pour les adultes.

Même par cette méthode, la plus sûre incontestablement, il est difficile de se faire une idée approximative de la fréquence générale des hernies du gros intestin.

En effet, cliniquement, il n'est pas de moyen diagnostique sûr pour les reconnaître, et opératoirement il faut compter avec toutes les hernies réductibles qui ne laissent pas deviner leur contenu.

Chez l'enfant, il est exceptionnel que l'adhérence existe déjà et retienne dans le sac le cæcum ou l'S iliaque. Seules les hernies étranglées révéleront leur secret. Aussi, alors que parmi les hernies étranglées, celles du cæcum ou de l'S iliaque surtout, ne se font qu'une toute petite place parmi les hernies étranglées elles en occupent une énorme. Ce qui tient peut-être à ce que le cæcum se laisse plus facilement incarcérer ; mais beaucoup plus à ce que les hernies non étranglées réductibles, restent anonymes ; parfois une frange, l'appendice dont on aperçoit l'extrémité en liant le sac apportent seulement une indication sur le contenu de la hernie.

Chez l'adulte la hernie du gros intestin, cæcum ou côlon iliaque particulièrement, est plus souvent reconnue ; en effet l'adhérence est alors beaucoup plus fréquente. La hernie révèle son contenu à l'opérateur.

Dans la statistique de A. Broca, une des plus riches qui existent sur les hernies des enfants puisqu'elle compte 3.600 cas opérés jusqu'à 15 ans ; les hernies du gros intestin ne figurent que pour 109 soit 3 %. Mais ce rapport ne peut être considéré comme exact, puisque dans la plupart des cas, le contenu des hernies réductibles et opérées réduites, n'a pu être distingué.

Si nous ne considérons que les hernies étranglées, c'est dans 27 % des cas qu'on y trouve le gros intestin et plus spécialement l'anse iléo-colique, en totalité ou en partie.

Coley[1] assistant à l'hôpital des hernies de New-York, sur 132 hernies opérées chez des sujets de moins de quatorze ans, trouve dans 6 cas le cæcum, dans 1 cas le cæcum et l'appendice, dans 2 cas l'appendice seul; une fois adhérent.

En ne considérant que le cæcum, le rapport de fréquence s'établit à 5 pour 100 des cas. Si l'on admet comme nous, que la hernie de l'appendice peut constituer le premier degré d'une hernie du cæcum, il faut compter une fréquence de près de 7 pour 100. Une fois seulement, sur un garçon de sept mois il s'agissait de hernie étranglée.

Estor[2] a étudié dans la *Revue de chirurgie* 104 cas de hernie étranglée chez le nourrisson.

Étaient incarcérés :

6 fois l'appendice seul;

4 fois l'appendice avec une anse grêle ;

5 fois le cæcum seul;

11 fois le cæcum avec l'appendice;

1 fois le cæcum avec le côlon;

6 fois le cæcum avec la terminaison de l'intestin grêle;

9 fois le cæcum et l'appendice avec une anse grêle.

Soit une proportion de 40 pour 100 de hernies intéressant tout ou partie de l'anse iléo-colique.

Passons maintenant à l'étude de la fréquence de ces hernies chez l'adulte.

Brunner[3] sur 417 cas de herniotomie arrive à une proportion de 6 pour 100 de hernies du gros intestin.

Bennet[4] sur 565 observations du Saint-George Hospital ne trouve que 9 cas de hernies du cæcum, soit une proportion de 1,59 pour 100. Même en ne considérant que les hernies du cæcum, ainsi que le fait l'auteur, ce chiffre paraît fort réduit.

Nous avons pu grâce à l'obligeance de notre maître le professeur Hartmann compulser les riches archives de son service. C'est ce qui nous permet d'apporter peut-être le premier chiffre de fréquence générale approximative, des hernies du gros intestin chez l'adulte.

1. Coley. La cure opératoire des hernies. *Annals of Surgery*, avril 1895, XXI, p. 389.
2. Estor. La hernie étranglée chez les nourrissons. *Rev. de Chirurgie*, 1902, I, p. 248.
3. Brunner. *Beitrag. z. Klin. Chir.*, 1889, IV, p. 9.
4. Bennet. *Med. Chirurg. transact.*, London, 1896, LXXIII, p. 129.

Cette statistique porte sur le chiffre de 8100 opérations.

Sur ces 8100 opérations de toutes sortes, nous en relevons 460 pour hernies, soit une proportion générale de 5,6 pour 100.

Sur ces 460 herniotomies, 27 ont porté sur des hernies du gros intestin. La fréquence générale des hernies du gros intestin par rapport à l'ensemble des affections chirurgicales opérables est donc de 0,34 pour 100, et par rapport aux hernies en général, de 5,8 pour 100.

Si la hernie des seuls appendices épiploïques des côlons devait être considérée comme un premier stade des hernies du gros intestin, il faudrait en ajouter 6 cas aux 27 précités, soit 33 sur 460 kélotomies, 7,2 pour 100 environ.

Que faut-il conclure de ces chiffres?

C'est que :

1° dans 40 pour 100 des cas chez le nourrisson, dans 27 pour 100 des cas chez les enfants, on rencontrera le gros intestin, le cæcum le plus souvent dans les *hernies étranglées*.

2° dans 3 pour 100 des cas seulement chez l'enfant, dans 6 pour 100 au plus chez l'adulte, on se trouvera, opérant une *hernie simple*, en présence d'un segment de gros intestin. Cette anse sera presque toujours chez l'adulte, tout à fait exceptionnellement chez l'enfant, difficile à réduire par suite d'adhérences.

II. — **Age.**

Y a-t-il chez l'adulte un âge où la fréquence est maxima ?

Voici à ce propos la statistique de Baumgartner.

de 20 à 30 ans 7 cas
de 30 à 40 — 16 —
de 40 à 50 — 32 —
de 50 à 60 — 33 —
après 60 — 27 —.

Voici celle que nous pouvons donner d'après les 27 observations de notre maître M. Hartmann.

de 15 à 20 ans 2 cas
de 20 à 30 — 1 —
de 30 à 40 — 5 —
de 40 à 50 — 11 —
de 50 à 60 — 5 —
de 60 à 70 — 5 —
après 70 — 3 —

Ces chiffres sont tout à fait comparables à ceux qui donnent la fréquence des hernies en général. Nous ajouterons ce seul commentaire qu'au fur et à mesure que les porteurs de hernies ont plus de confiance en la chirurgie, l'époque à laquelle ils se présentent aux opérateurs se rapproche davantage de l'époque d'apparition de la hernie. Les statistiques montrent que d'une manière générale, les hernieux sont maintenant opérés plus tôt. Il s'en suivra probablement que les hernies adhérentes seront moins fréquemment rencontrées.

III. — **Sexe**.

Les porteurs des hernies du gros intestin sont des sujets masculins dans l'immense majorité des cas.

Dans l'enfance, ce sont les petits garçons qui hernient leur cæcum ou leur S iliaque. Il faut pour cela un canal vagino-péritonéal béant et facile à distendre. Et c'est toujours chez des garçons que l'on trouve, et avec quelle fréquence, l'anse iléo-colique étranglée. Chez l'adulte, il en est de même.

Sur les 27 cas de la statistique du service d'Hartmann il y a bien dix femmes mais sur ces 10 cas, 8 sont des hernies ombilicales du côlon ou du cæcum, les 2 autres sont des hernies crurales contenant à gauche le côlon pelvien, l'autre, à gauche également, des appendices épiploïques du côlon.

On peut juger par ces faits de la valeur absolument négative de la ptose dans les hernies « dites par glissement » du gros intestin. Si la ptose intervenait comme on l'a dit dans le mécanisme de ces hernies, la proportion de fréquence chez la femme eût été plus forte.

PATHOGÉNIE

Il est une chose assez curieuse, c'est que pour beaucoup des hernies du gros intestin, on se contente des doctrines pathogéniques communes à toutes les hernies. Voit-on le cæcum ou l'S iliaque *libres* dans une hernie le cas paraît naturel; il est si fréquent chez l'enfant qu'on n'y prête guère attention. La difficulté n'est soulevée que lorsqu'on trouve le cæcum ou l'S iliaque adhérents. Songeant alors aux attaches normales des côlons et oubliant que ces attaches ne sont que secondaires, les auteurs cherchent à expliquer leurs constatations par divers mécanismes. Nous allons discuter les hypothèses suivantes qui ont été émises : (V. Historique).

Glissement. Ptose. Descente. Bascule. Dépéritonisation.

I. — Glissements.

C'est un mécanisme spécial aux hernies du gros intestin, si bien admis par tous les auteurs, que le mot est devenu synonyme de hernie adhérente du gros intestin : seul peut-être, Mérigot de Treigny[1] que nous nous plaisons à citer, ose écrire : « Nous nous garderions de nier que le glissement et la distension du péritoine puissent intervenir dans la production de ces hernies; *mais nous croyons qu'ils n'ont souvent qu'un rôle secondaire....* » et il ajoute : « La mobilité que peut présenter le côlon (descendant) jouera le même rôle... et nous pouvons conclure que les dispositions anormales qui laissent aux côlons une laxité parfois égale à celle de l'intestin grêle doivent jouer dans la production des hernies et dans la formation d'un sac complet, un rôle *au moins aussi important que le glissement et la distension de la séreuse.* »

Aussi quand les raisons ordinaires *semblent* devenir insuffisantes à la compréhension des hernies adhérentes, on n'hésite pas à invoquer un mécanisme nouveau qui n'est mis en jeu qu'à l'occasion des hernies droites ou gauches du gros intestin, qu'on ne retrouve nulle part ailleurs et qui

1. Mérigot de Treigny. *Thèse citée.*

devient une sorte de propriété exclusive au moins singulière. Voici une anse normalement fixe dans l'abdomen, et qui de ce fait n'a aucune tendance à venir forcer un orifice herniaire dont elle est distante, à venir habiter un sac où la pression abdominale ne suffit pas à la pousser; pour expliquer sa locomotion, force est bien de faire intervenir non plus seulement la locomotion de l'anse seule, mais la locomotion même de ses moyens de fixité et du péritoine pariétal auquel elle adhère. C'est là une hypothèse malaisée à comprendre et qu'aucune preuve n'est venue justifier.

Ce glissement serait dû à la pression abdominale. Cette pression est toujours positive et quand elle augmente avec l'effort, elle ne ne peut agir sur le péritoine pariétal que d'une seule façon : en l'appliquant plus étroitement, plus intimement encore contre la paroi abdominale. Loin de faciliter le glissement, cette pression s'y oppose énergiquement, puisqu'elle agit non pas parallèlement à cette paroi mais perpendiculairement à elle. Sans doute l'anatomiste et le chirurgien savent décoller le péritoine pariétal de la paroi abdominale postérieure. Mais est-il permis de conclure de l'adhésivité d'un feuillet dans une cavité *ouverte*, à celle qu'il possède sur le vivant en cavité close, où la pression est positive (P. Bert) surtout pendant l'inspiration et l'effort?

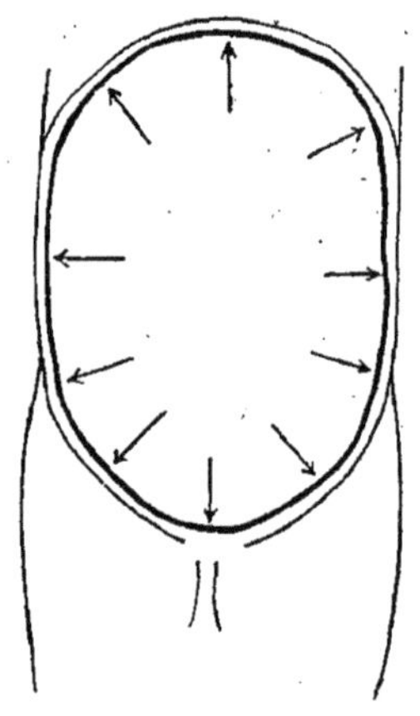

Fig. 18. — Sens dans lequel agit la pression abdominale. Elle est perpendiculaire à la paroi, non parallèle.

Mais pourquoi l'intestin glisserait-il? Est-ce une hernie primitive du cæcum qui a déterminé secondairement par traction de dehors en dedans un glissement en masse de l'anse adhérente et du péritoine auquel elle adhère? Autrement, y a-t-il hernie primitive et glissement secondaire? ou bien au contraire le glissement est-il primitif et la hernie secondaire?

Dans le premier cas, il faudrait admettre que la force qui maintient la hernie dans le sac et qui l'attire au dehors est supérieure à la résistance qui maintient la racine mésentérique en place, le côlon fixé et le péritoine adhérent à la paroi abdominale postérieure.

Dans le second cas (glissement primitif et hernie secondaire), il faut imaginer que la pression abdominale est la cause essentielle et déterminante du glissement vers l'orifice herniaire, ce qui, nous le savons, étant donnée son égale répartition sur tous les points de la paroi n'est pas admissible. De plus cette pression pour déterminer le glissement devrait agir parallèlement à la paroi abdominale pour entraîner le feuillet séreux à sa surface, ce qui n'est pas : la pression agissant perpendiculairement, s'opposerait plutôt au glissement.

Enfin s'il y avait glissement réellement, celui-ci devrait se manifester dans la continuité de tout le côlon ascendant : nous devrions constater un déplacement concomitant de l'angle hépatique, un abaissement du côlon transverse. Rien de semblable dans l'immense majorité des cas. Rayer[1], Tuffier[2] et Baumgartner[3] signalent bien la déviation de l'aorte et l'abaissement du rein ; mais nous estimons qu'il n'y a pas là glissement, mais traction directe sur ces organes par le contenu de la hernie devenu adhérent et irréductible. Et ce n'est pas une traction sur le péritoine, mais une traction sur les vaisseaux qui a déterminé ces déviations et ces déplacements. La description très précise de Baumgartner et ses excellentes figures suffiraient à le démontrer. C'est par traction secondaire du contenu irréductible de la hernie, suivant les lignes des vaisseaux et *par ces vaisseaux* trop peu extensibles, que se sont produites ces déviations.

L'abaissement du rein lui-même pourrait être considéré comme secondaire. Ce qui semble le prouver, à s'en tenir aux planches 4 et 5 de la thèse de Baumgartner, c'est que les vaisseaux du rein ont conservé leur direction horizontale et ne sont pas obliquement ascendants du rein abaissé vers l'aorte, comme il s'ensuivrait de la descente de l'organe.

Nous pensons donc que ce sont, dans ce cas, les branches de la mésentérique inférieure qui ont primitivement dévié l'aorte ; et c'est celle-ci qui en se coudant, a tiré sur les artères rénales et secondairement sur le rein. C'est parce que l'aorte s'est coudée que le rein est descendu. De même pour la figure 8 du même auteur, il est absolument évident que c'est l'artère mésentérique supérieure qui, tiraillée, a entraîné la veine cave et le rein droit par abaissement des veines rénales passant dans l'angle formé entre cette artère et l'aorte. En tout ceci nous voyons nettement une traction vasculaire, non un glissement.

Et, répétons-le, il s'agit de constatations exceptionnelles. Rien de pareil dans la plupart des cas.

Et puis, comment expliquer par le glissement les hernies adhérentes du cæcum à gauche ? Elles sont fréquentes. Cruveilhier[4], dans son Traité d'Anatomie, dit : « une chose singulière, c'est qu'il (le cæcum) a été trouvé au moins aussi souvent dans les hernies gauches que dans les hernies droites ». Sans aller aussi loin, si nous tablons sur les statistiques de Hildebrand[5] et de Gibson[6] nous trouvons 24 fois le cæcum hernié dans le canal inguinal gauche et 128 fois dans le canal inguinal droit. Sur 21 her-

1. Rayer. *Traité des maladies des Reins*, t. III, p. 787.
2. Tuffier. Art. Rein. *Traité de Chirurgie*. Duplay et Reclus, 2e édition.
3. Baumgartner. *Loc. cit.*
4. Cruveilhier. *Traité d'Anatomie descriptive*, 3e édition. Splanch. p. 548.
5. Hildebrand. Les moyens d'attache du cæcum et ses hernies. *Deut. Zeitsch. f. Chirurg.*, XXXIII, p. 182.
6. G. Gibson. Hernies du cæcum. *Journ. Amer. Med. Assoc.*, 1898, XXX, p. 385.

nies crurales du même organe, on l'a trouvé deux fois à gauche; 11 fois on l'a trouvé dans une hernie ombilicale!

Forster[1] a pu réunir 54 cas de hernies gauches du cæcum.

Hédrich[2] (de Strasbourg), avait déjà montré la fréquence de ces faits.

Peut-on expliquer ces hernies par le glissement? Non. Elles sont pourtant en tout comparables aux hernies droites. Affirmera-t-on que dans tous ces cas il s'agit d'inversion? Non, les opérateurs disent le contraire.

Ce qui est peu compatible encore avec la théorie du glissement, c'est la brusquerie de l'apparition de nombre de hernies du gros intestin. Le fait est formellement noté dans beaucoup d'observations chez l'enfant. Nous le voyons signalé maintes fois chez l'adulte :

Observation. — Un soldat de la légion italienne, âgé de 26 ans, en tirant avec beaucoup d'efforts la chaîne d'un pont-levis, sentit réapparaître une hernie inguinale du côté droit qu'il avait eue dans son enfance, et de laquelle il se croyait guéri depuis plusieurs années. L'accident arriva le soir, et le malade ne fut transporté à l'hôpital que le lendemain matin. Le scrotum était alors excessivement distendu, et son poids ne laissait aucun doute sur la nature des parties qu'il contenait... L'anneau paraissait très peu dilaté, et l'on avait peine à concevoir comment il avait pu donner passage, en si peu de temps, à des parties aussi volumineuses que celles qui formaient la hernie... Le sac contenait au moins quatre pieds de l'iléon et une portion du côlon[3].

Voici une autre observation, plus nette encore, avec début brusque. On constate des adhérences peu de temps après l'apparition de la hernie :

Observation. — Un homme de peine âgé de 52 ans, voit, le 9 janvier, se former dans la région de l'aine, une tumeur de la grosseur d'un œuf de poule qu'il réduit lui-même. Le 17 février, cette tumeur reparaît grosse comme les deux poings; il ne peut la réduire et entre à Beaujon le 18 au soir... Opération le 23 février. Epiploon non altéré, anse intestinale adhérente au sac, mais paraissant saine. On la réduit et on excise l'épiploon... A l'autopsie on constate que la hernie est oblique externe et que la partie herniée appartient au point de jonction de la 1re et de la deuxième courbure de l'S iliaque[4].

Nous pourrions multiplier les exemples.

Bérard, qui admet pourtant la théorie du glissement dans les hernies du cæcum, déclare que souvent « les hernies du gros intestin apparaissent brusquement, au lieu de procéder par accroissement régulier et progressif ».

Peut-on admettre dans tous ces cas qu'il s'agit d'un décollement brusque et d'un glissement instantané du péritoine, sur une longueur

1. Fœrster. Cinquante cas de hernies du cæcum à gauche. *Univers. of. Penn. Med. Bull.*, Décembre 1901.

2. Hédrich. Étude sur la hernie inguinale du cæcum à gauche. *Gaz. Méd. de Strasbourg*. 1898, p. 121-133.

3. Observation XIX de la thèse de Mérigot de Treigny.

4. Observation LXII de la thèse de Mérigot de Treigny

suffisante pour amener le côlon ascendant ou descendant dans le scrotum?

Si l'adhérence, cause d'irréductibilité était due au glissement, l'irréductibilité dans les hernies adhérentes devrait apparaître d'emblée, le péritoine pariétal une fois descendu ne pouvant, semble-t-il, aller et venir de l'abdomen dans la hernie ou de la hernie dans l'abdomen.

Or, si nous lisons les observations très explicites il en ressort qu'il ne s'agit presque jamais de hernies irréductibles d'emblée. La hernie a été réductible et contenue souvent par un bandage, durant toute l'enfance quelquefois, durant des mois et des années. Puis l'irréductibilité est apparue soit brusquement, ce qui occasionne généralement des troubles plus ou moins graves, soit progressivement, le malade constatant une difficulté de plus en plus grande à rentrer sa hernie.

Et peu à peu, sans augmenter notablement de volume, la hernie devient partiellement et dans la suite totalement irréductible. (Mérigot de Treigny[1], Verdié[2], Gillette[3], Baumgartner[4], etc., etc.)

Voici quelques cas, par exemple.

Oservation. — X. Favier, 34 ans, valet de chambre, entre le 11 juin 1885 à l'hôpital Beaujon dans le service de M. Labbé, salle Saint-Denis, n° 43.

Ce malade était porteur depuis longtemps d'une hernie inguinale droite qu'il pouvait réduire, mais qu'il maintenait difficilement réduite... Le 7 juin, elle devient irréductible.

Le 11 juin, on constate que la hernie a à peu près le volume de deux poings, elle n'est pas extrêmement tendue, la pression au niveau du pédicule est à peine douloureuse, l'état général est bon, l'appétit conservé, le facies nullement modifié bien qu'il n'y ait eu ni selle ni expulsion de gaz depuis plusieurs jours.

Le 12 juin, opération.

Le contenu du sac se compose :

1° D'une masse épiploïque longue de 20 centimètres, épaissie et indurée, située en avant et en dedans;

2° Du cæcum rempli de gaz et de liquide, on le reconnaît facilement aux bandelettes musculaires longitudinales et à l'appendice vermiforme qui est ici volumineux;

3° De la portion terminale de l'iléon située en arrière du cæcum et qui pénètre à peine dans le sac.

Toutes ces parties sont parfaitement saines et à peine injectées.

Les premières tentatives de réduction pratiquées alors ne donnent aucun résultat, on arrive à peine à rentrer quelques centimètres d'iléon, bien que l'anneau ne soit pas serré et que le doigt y pénètre facilement.

Il faut encore poursuivre l'incision plus haut, car une fois l'intestin dégonflé on reconnaît que *sa partie postérieure adhère au sac tout à fait en haut et même au-dessus du sac*. Les adhérences dans la cavité herniaire sont très

1. Mérigot de Treigny. Thèse Paris, 1887. Observ. 1, 2, 3, 23, 24, 59, 60, 62. 66.
2. Verdié. Hernie inguinale du cæcum. *Gaz. des Hôpitaux*, 30 Mars 1873.
3. Gillette. Hernie ing. de l'S iliaque. *Bull. et Mém. de la Soc. Anat.*, Paris, 1862, p. 25.
4. Baumgartner. Thèse Paris, 1905. Observ. 3, 5.

peu étendues et tellement haut situées qu'elles eussent été invisibles sans l'augmentation de l'incision. Elles suffisent cependant à empêcher la réduction. Autopsie... Une adhérence de la fosse iliaque se continue avec celle que l'on trouve à la partie supérieure et postérieure de la hernie, et de chaque côté le péritoine se prolonge de la fosse iliaque dans la hernie.

OBSERVATION. — Un homme de 48 ans avait depuis fort longtemps une hernie inguinale droite. Depuis 20 ans il ne portait plus de bandage, et après s'être cru guéri pendant 10 ans, il vit la hernie reparaître, mais comme elle était *parfaitement réductible*, il n'en ressentit aucune gêne.

Sans cause apparente, la hernie devint irréductible, fut le siège de coliques et de douleurs; un certain temps après apparurent des symptômes généraux qui s'aggravèrent progressivement. Au bout de 3 semaines, le malade eût des vomissements fécaloïdes et présenta des symptômes cholériformes, diarrhée, algidité.

A ce moment, on constate que la hernie est volumineuse et descend dans le scrotum, elle est douloureuse, mais ne présente aucune tension. *Le taxis la réduit incomplètement*, et dès qu'on cesse de comprimer l'anneau inguinal, elle se reproduit avec la même forme et le même volume.

Devant la persistance des accidents généraux, Malgaigne se décide à opérer, il ouvre le sac et constate que *non seulement il n'y a pas d'étranglement à la partie supérieure de celui-ci, mais qu'il n'y a même pas de collet. L'intestin est libre sauf en haut et en arrière où il présente des adhérences faciles à rompre avec le doigt.*

Autopsie. Le sac ne présente pas de collet. A l'intérieur du sac, d'ailleurs volumineux, vient faire saillie une masse rougeâtre formant tumeur et que l'on reconnaît bientôt pour être le cæcum et son appendice.

Et Laborde ajoute: « Il faut bien noter que cette disposition du cæcum et sa présence dans le sac ne font pas du tout qu'il soit contenu dans la cavité de ce dernier, attendu que ledit intestin est en réalité sous-jacent à la séreuse péritonéale qui normalement l'enveloppe en partie[1]. »

Nous ne saurions trop insister sur cette succession des symptômes, sur le caractère secondaire de l'irréductibilité. Et c'est aussi difficile à expliquer par le « glissement » que c'est simple à interpréter comme conséquence de l'accolement secondaire d'une anse libre jusque-là.

Ainsi, la théorie de glissement ne repose pas sur des constatations, elle ne fait que consacrer des apparences anatomo-pathologiques. Le glissement n'a jamais été pris sur le fait. Il paraît *à priori* à peu près impossible. Il n'explique ni les hernies dans lesquelles on trouve le gros intestin, l'anse iléo-colique, par exemple, absolument libre, ni ceux où l'on trouve le gros intestin en train de se fixer par adhérence, disons par accolement naturel; enfin cette théorie ne peut rendre compte des hernies du cæcum à gauche.

1. LABORDE. *Soc. Anat. de Paris*, 1862, t. XXXVII, p. 138.

II. — **Ptose.**

Si le glissement de tout le péritoine ne paraît guère possible, peut-on parler de ptose, entéroptose, descente en masse du mésentère, comme dit Lockwood, dans l'étiologie des hernies de faiblesse.

La coexistence d'une hernie et de ptose abdominale est possible, mais il faut bien convenir qu'elle n'est pas la règle, même dans les hernies de faiblesse. Quant aux hernies du gros intestin, à s'en tenir aux observations, la ptose abdominale n'est pas si fréquente qu'elle soit signalée plus d'une fois ou deux seulement.

Dans les cas où il existe réellement une coexistence de ptose viscérale et de hernie du gros intestin, il nous a semblé, d'après les observations (Leroux 1880[1], Reverdin 1885[2], Alexandre[3], Lieber 1827[4], Potherat 1909[5], etc.), que les caractères de ces hernies étaient un peu particuliers. Il s'agit toujours de hernies *très volumineuses* et, considération non moins importante, *l'intestin n'adhère pas au sac*. Ce fait s'explique de lui-même si l'on admet qu'un gros intestin ptosé n'est pas un intestin qui *a glissé*, mais un intestin qui a étiré le péritoine pariétal auquel il s'était normalement et préalablement fixé au cours de l'évolution. Un tel intestin qui a accompli sa fonction de coalescence ne peut plus la renouveler dans le sac où il demeure libre et mobile. Ce caractère suffirait à distinguer les hernies par ptose des hernies adhérentes dites « par glissement ».

Il est bien entendu que nous ne voulons parler ici que de la ptose, maladie générale, atteignant les viscères de la cavité abdominale, et même les organes rétro-péritonéaux. A ce compte, l'anse iléo-colique partagerait le sort des autres segments du tube digestif et, se prolabant comme le reste dans les parties déclives de l'abdomen, viendrait prendre contact avec un orifice herniaire. La fréquence même de la ptose chez les femmes devrait prédisposer ce sexe aux hernies du gros intestin. Or, en fait, ces hernies sont plus fréquentes chez l'homme, comme les hernies en général.

Cette ptose généralisée est, nous l'avons dit, exceptionnelle; elle ne saurait, par conséquent, être admise comme cause ordinaire de la hernie

1. LEROUX. CH. Hernie inguinale très volumineuse. *Rev. mens. de Chir.*, 10 Mai 1880, p. 370.
2. J.-L. REVERDIN. Hernie inguinale du cæcum et du côlon. *Rev. méd. de la Suisse Romande*, 1885, vol. V, Avril, p. 237.
3. ALEXANDRE. Énorme hernie gauche, etc. *Bull. et Mém. de la Soc. Anat.*, 1886, oct., p. 593
4. LIEBER. Hernie contenant une grande partie du côlon. *Litterarische annal. der Gesammt. Heilkunde.* Janvier 1827. *in. Arch. gén. de méd.*, 1828, p. 430.
5. POTHERAT. Volumineuse hernie ingninale gauche contenant l'intestin grêle, le cæcum, l'appendice. *Bull. et Mém. de la Société de Chirurgie*, 1909, 1er Déc., p. 1204.

de l'anse iléo-colique. Nous connaissons déjà ces cas, ils sont exposés dans l'excellente thèse de A. Baumgartner. Nous avons discuté déjà la nature des déviations vasculaires qu'il signale.

III. — **Descente**.

Le gros intestin, cæcum ou S iliaque, ne pourrait-il pas, dans certains cas, gonflé de matières, pesant sur ses ligaments, étirer ces derniers et battre, lors de l'effort, un orifice herniaire, jusqu'à le forcer? Si l'on admet qu'il est en situation normale, disons en situation classique; si l'on admet la fixité de ses moyens d'attache, son adhérence immuable à la paroi postérieure de l'abdomen, cette descente paraît impossible à comprendre.

Cet allongement du cæcum sous le seul poids des matières est bien improbable. Sans doute, les auteurs signalent souvent dans les hernies adhérentes un allongement de l'anse herniée, mais cet allongement n'est-il pas consécutif? Ou s'il est primitif, croit-on qu'il soit acquis ou bien qu'il est congénital? Quant à supposer que l'effort puisse agir sur le gros intestin fixé, étirer ses ligaments, et le projeter hors du ventre, cette hypothèse nous paraît mériter deux critiques :

La première, et elle suffirait, c'est qu'elle n'explique pas les hernies adhérentes; nous avons vu que là gît toute la difficulté.

La seconde est celle-ci : Quand une pression se manifeste dans une cavité, cette pression se répartit également sur tous les points de la paroi. Si nous considérons que le gros intestin, fixé, fait partie intégrante de la paroi abdominale postérieure, le seul effet compréhensible en cas d'effort abdominal, serait d'appliquer plus étroitement les côlons à cette paroi. Jamais en pareil cas l'intestin ne sera poussé vers un orifice herniaire. Qu'un tel mécanisme de hernie vaille avec un organe mobile comme l'intestin grêle, c'est hors de discussion; mais il ne peut expliquer la propulsion d'un segment d'intestin *fixé* et ne présentant normalement avec l'orifice herniaire que des rapports à distance.

IV. — **Bascule**.

Un mode de production des hernies, spécial d'ailleurs au cæcum, a été invoqué lorsque le cæcum paraît avoir été entraîné par sa partie supérieure juxta-colique, le fond ayant suivi moins loin et demeurant tourné en haut.

Ce serait, dit déjà Blandin[1], une rotation du cæcum suivant son axe

1. Blandin. In Nélaton. *Traité de Pathologie ext.*, t. IV.

transversal, et qui oriente le fond en avant et en haut tandis que sa face postérieure se dirige en bas.

Tuffier[1] est l'auteur qui a le plus contribué à imposer la doctrine de la bascule en matière de hernies du cæcum. Dans le cas de « désinsertion ligamenteuse dans la hernie de l'adulte », suivant l'opinion de l'auteur, « si le ligament inférieur du cæcum résiste, le cæcum, toujours revêtu de péritoine, basculera légèrement, se présentera par le flanc, en position face droite devenue inférieure et s'engagera ainsi, sa situation et ses adhérences ne lui permettant pas de dépouiller le cæcum de sa séreuse ».

C'est encore le même mécanisme pour la variété de hernies que Tuffier appelle hernie cæcale compliquée : « Les sacs latéraux, dit cet auteur, peuvent encore se produire par un autre mécanisme : le cæcum est solidement fixé par son ligament supérieur, mais le côlon ascendant qui est au-dessus est le plus mobile, sans moyen de fixité, *dépourvu de péritoine en arrière*; qu'il s'allonge trop, il ne pourra se développer en bas en repoussant le ligament supérieur, il se coudera dans le tissu cellulaire sous-péritonéal, *basculera en dehors* et la coudure s'accentuant, il descendra jusqu'à l'anneau, se présentant là par sa face postérieure sans péritoine, entraînant derrière lui la séreuse et peut-être le cæcum dont les ligaments ainsi distendus céderont peu à peu; nous aurons ainsi une hernie primitive du *côlon* et non du cæcum. »

Jaboulay[2] reprend entièrement, pour l'accepter, la description de Tuffier : « Lorsque le cæcum est distendu fortement par des matières fécales, son ligament supérieur l'empêche de se dilater par sa partie inférieure; il se dilate par sa partie postérieure qui tend à se porter en haut et en dedans. Le ligament inférieur entre alors en jeu et limite ce mouvement de *bascule*; mais ce ligament est beaucoup moins résistant que le ligament supérieur, car il n'est formé que par le double feuillet péritonéal qui constitue le mésentère. Aussi, sous l'influence d'une distension cæcale prononcée, il se laisse allonger et cède à la fin, pendant que l'autre ligament a résisté. Alors le cæcum obéit au mouvement de bascule qui est imprimé par le ligament supérieur sans contrepoids; il *s'énuclée de sa coque séreuse*, arrive entre les deux feuillets du méso-cæcum, puis dans le tissu cellulaire de la fosse iliaque. Son mouvement de bascule est à ce moment terminé et il présente à l'orifice interne du canal inguinal, sa face droite et postérieure *dépourvue de péritoine*; celui-ci n'existe plus que sur le fond et la face antérieure. En continuant son mouvement de descente, le cæcum entraîne le péritoine, et il peut devenir irréductible. » Pour Tuffier comme pour Jaboulay, la bascule est le phénomène principal. Mais, pour Tuffier, au moins dans la variété qu'il appelle hernie cæcale compliquée, la bascule est primitive au niveau du côlon; la mobilité plus grande du côlon ascendant est le facteur

1. TUFFIER. *Loc. cit.*
2. JABOULAY. *Tr. de Chir. clinique et opérat.* de Le Dentu et P. Delbet, t. VII, 1899, p. 689.

essentiel de ce mouvement de bascule. On peut donc dire que Tuffier avait entrevu déjà, très heureusement, la nécessité d'une certaine mobilité du côlon pour expliquer le mécanisme de ces hernies.

Jaboulay, pour écarter ce mobile directeur, est amené à faire intervenir comme amorce de cette bascule une inégale distension du cæcum. A supposer qu'une telle cause fût suffisante à déterminer la bascule, nous ne voyons pas nettement le rapport qui peut s'établir entre ce mouvement du cæcum et sa pénétration de force à travers un orifice herniaire.

S'il nous paraît déjà difficile que le fond du cæcum se hernie lorsque cet organe est en place normale et maintenu normalement par ses ligaments, à plus forte raison est-il malaisé d'admettre que cet organe se hernie par son extrémité supérieure toujours la plus fixe, tandis que le fond normalement mobile serait retenu en arrière !

Ne savons-nous pas qu'il existe parmi les diverses positions que le cæcum peut occuper *dans la fosse iliaque, une position basculée* où le fond est plus haut que la valvule iléo-cæcale ? Récemment encore, Alglave en rapportait un exemple à la société anatomique. N'est-il pas logique et conforme à tout ce que l'on connaît depuis Scarpa, que l'on puisse retrouver la même position du cæcum dans une hernie ?

V. — Dépéritonisation. — Migration de l'intestin sous le péritoine.

Pour expliquer la position du cæcum ou de l'S iliaque qu'ils croyaient à nu dans le tissu cellulaire, sous le péritoine, certains chirurgiens ont cru à un écartement du méso péritonéal, et à un cheminement de l'intestin sous la séreuse. Outre qu'il est difficile de concevoir par quelle force serait mû l'intestin dans cette migration extraordinaire, outre qu'il est impossible que ce mécanisme rende compte des cas où un segment du gros intestin se hernie du côté opposé à sa situation normale, il est évident que cette décortication séreuse est impossible : « Quant au tiers inférieur du cæcum et à l'appendice, l'adhérence à leur séreuse est trop intime pour leur permettre de s'en dépouiller. » (Tuffier).

Il ne saurait y avoir écartement des mésos, nous savons qu'en dépit des apparences et d'une croyance qui n'a que trop duré, le revêtement séreux des côlons reste complet après leur accolement au péritoine pariétal postérieur. Le méso vrai, primitif et permanent du gros intestin, ne peut pas plus se dédoubler que celui de l'intestin grêle. La séreuse ne pourrait se dédoubler que vers la mésentérique et vers l'intestin grêle. Il ne faut jamais perdre de vue cette notion essentielle que le diverticule péritonéal qui enferme l'artère mésentérique supérieure, est commun à l'intestin grêle, au cæcum, au côlon ascendant et au côlon transverse. Le cæcum ne peut donc être en contact direct avec le tissu cellulaire de la fosse iliaque; il en reste toujours séparé par le fascia d'accolement qui est formé par coalescence du feuillet postérieur viscéral du cæcum et du méso-côlon, avec le péritoine pariétal primitif.

La racine de ce diverticule péritonéal qui renferme l'artère mésentérique supérieure et tout l'intestin qui en est tributaire, est tendu entre les points qui marquent la limite de ce territoire, c'est-à-dire l'angle duodéno-jéju-

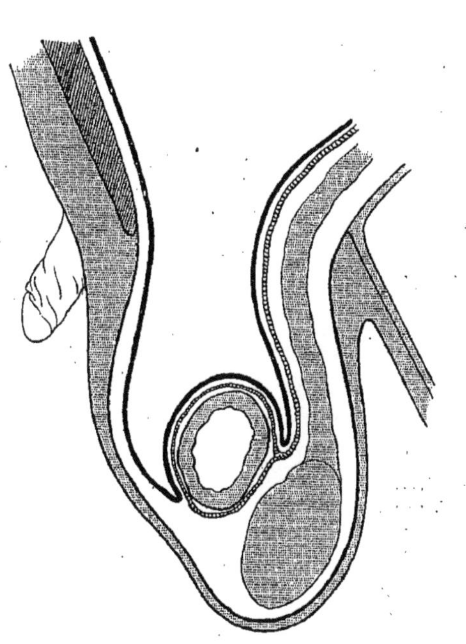

Fig. 19. — D'après Savariaud. Coupe d'une hernie du côlon gauche, suivant la conception de cet auteur, c'est-à-dire par dédoublement du méso. Les vaisseaux de l'intestin se trouveraient par ce mécanisme hors du méso, dans le tissu cellulaire scrotal.

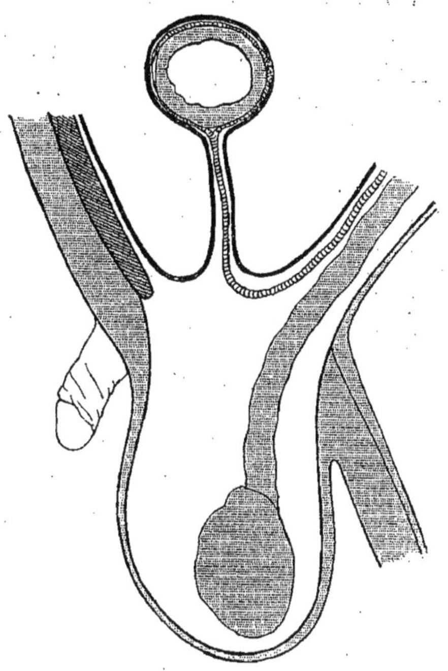

Fig. 20. — D'après Savariaud. Opération de Savariaud d'après la conception de cet auteur par refoulement au doigt de gant et reconstitution du méso-côlon dédoublé.

nal et l'angle splénique du côlon. Ce n'est qu'au niveau de cette racine, déviée par la torsion de sa situation verticale et médiane, que s'établit la communication avec le tissu sous-péritonéal.

C'est donc méconnaître le développement et méconnaître l'existence parfaitement constatable du fascia d'accolement rétro-cæcal et rétro-colique que de parler de glissement sous-péritonéal et de dépéritonisation du côlon et du cæcum.

« De plus, le mécanisme d'après lequel le gros intestin glisserait sous le péritoine, comme peut le faire le rein lorsqu'il se déplace, nous semble difficile à admettre; chez l'adulte, au moins, un glissement qui devrait s'étendre à toute la hauteur du côlon nous semble impossible, par suite des adhérences intimes (vérifiées par l'auteur), que possède le péritoine sur l'intestin. » (Mérigot de Treigny.)

Enfin, la séreuse porte les vaisseaux à l'intestin. Ceux-ci fixent intimement, par leurs ramifications, la séreuse à la musculeuse, et, si l'on veut bien se rappeler que les anses vasculaires enferment le cylindre intestinal dans des anneaux *fermés*, on conviendra que l'énucléation du cæcum et du côlon ne pourrait se faire qu'au prix d'une énucléation vasculaire concomitante, d'une rupture d'une série de branches des anneaux vasculaires, ce qui est impossible, *a priori*, et inacceptable, en fait, sans une dévascularisation qui compromettrait la vitalité de l'intestin.

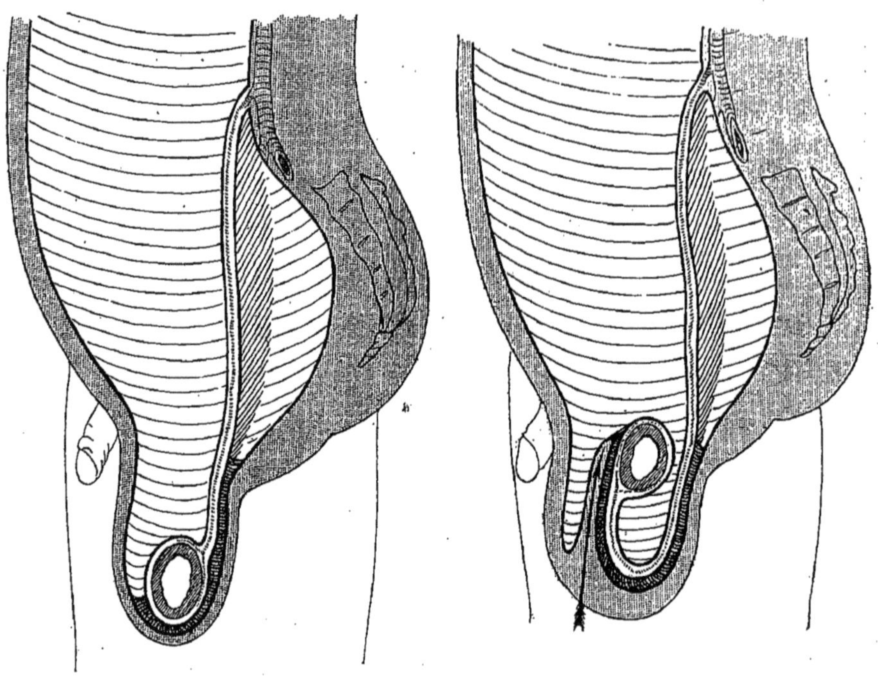

Fig. 21. — Hernie du côlon gauche d'après notre conception, avec adhérence charnue naturelle (fascia de coalescence) dans le sac. Le méso n'est pas dédoublé, et les vaisseaux restent inclus entre ses deux feuillets dont le postérieur s'est accolé par un processus normal de coalescence au péritoine du sac complet. Les hachures représentent la zone de coalescence entre le méso et la paroi du sac formée par le péritoine pariétal distendu.

Fig. 22. — Manœuvre du refoulement en doigt de gant de Savariaud, d'après notre conception. Il s'agit en réalité d'un refoulement du sac qui entraîne avec lui la portion adhérente du méso et le segment d'intestin correspondant. La flèche indique la manœuvre. Les hachures représentent la zone de coalescence entre le méso et la paroi du sac.

A cela, on pourrait nous répondre que la preuve de la séduisante théorie qu'a imaginée M. Savariaud[1], à savoir le dédoublement du méso et son retournement par l'intestin échappé, se trouve vérifiée par le succès de l'opération qu'il a ingénieusement imaginée[2].

1. Savariaud. *Congrès français de Chirurgie*, 1901, p. 575.
2. Labadie-Lagrave. *Hernies par glissement.* Thèse Paris, 1903-1904.

Il nous semble qu'on peut interpréter autrement la manœuvre que recommande cet auteur.

Pour lui, c'est une reconstitution du méso qui s'opère par réadossement des deux feuillets. Nous savons qu'il ne peut s'agir du méso-côlon vrai, primitif, porte-vaisseaux, indissociable. C'est un refoulement et une invagination du sac qu'opère la pince avec laquelle il repousse l'intestin, du moins à notre avis. Et, après avoir réduit par ce moyen simple, il s'assure en adossant les deux lames de l'invagination sacculaire contre la récidive de la hernie.

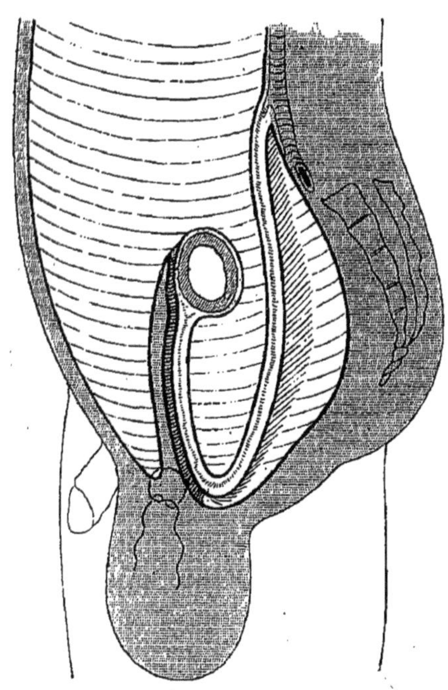

Fig. 23. — La manœuvre du refoulement en doigt de gant de Savariaud, d'après notre conception. La manœuvre est terminée. L'anse colique et son méso ont été refoulés dans l'abdomen. Mais il y a eu en même temps refoulement en masse du sac dont les deux parois adossées et retournées en doigt de gant se trouvent adossées au méso véritable dans toute l'étendue du fascia de coalescence. Il en résulte la formation d'un appareil à 4 feuillets: 2 appartenant au sac retourné, et 2 au méso-côlon véritable.

Nous tenons à ce propos à rappeler l'article de Cavaillon et Leriche[1] dans la *Semaine médicale*. « A la réflexion, disent-ils, ce mécanisme paraît bien invraisemblable. Cette décortication, séduisante à première vue parce qu'elle fait image, ne saurait se produire dans la réalité ; en admettant même que le manque d'adhérence intime entre la séreuse et la musculeuse le permette, la « dépéritonisation » est impossible parce que la vascularisation du feuillet séreux et du muscle est la même : les artères qui se rendent à l'intestin ne pénètrent dans le muscle et ne vont à la muqueuse qu'après avoir jeté de fins rameaux à la séreuse; ainsi en est-il en sens inverse des veines; d'autre part, la séreuse étant le porte-vaisseaux de l'intestin, on ne peut concevoir une énucléation sous-séreuse, sans destruction des attaches vasculaires. » Ils ont alors proposé pour expliquer ces hernies primitives du côlon une pathogénie nouvelle fort ingénieuse où s'associent le glissement et la bascule et établie sur des recherches entreprises par l'un d'eux (Cavaillon avec Ancel[2]).

« Quand le cæcum est fixé par coalescence *partielle* ou totale, ou par

1. Cavaillon et Leriche. Mécanisme et Pathogénie des hernies du cæcum. *Semaine médicale*, 20 Mars 1907, n° 12, p. 133.

2. Cavaillon et Ancel. L'évolution du mésentère commun chez l'homme. *Journal de l'Anat. et de la Physiol. normale et pathol.* 1907, t. XLIII, p. 387.

un méso acquis, la hernie se présentera avec des caractères différents : les deux mécanismes admis par les auteurs, le glissement et la bascule se pourront retrouver, mais avec des types anatomiques différents du cæcum. *La bascule* ne peut se produire qu'avec un cæcum à fond libre et à fossette rétro-cæcale. La partie supérieure du cæcum ou initiale du côlon ascendant étant déjà complètement accolée, la zone adhérente glisse d'abord avec le péritoine pariétal arrivé au niveau de l'orifice herniaire ; mais le fond cæcal et la partie initiale du còlon, amarrés à la paroi par le ligament cæco-pariétal (ligne d'accolement externe), *basculent* comme l'indique M. Jaboulay en s'orientant en haut. Le cæcum n'est attiré que secondairement par remorque dans l'intérieur du sac. La bascule ne se produit pas dans le tissu sous-péritonéal, elle se fait en plein péritoine, mais en péritoine cloisonné. »

C'est encore un pas vers la vérité, puisque Cavaillon et Leriche, pour expliquer la bascule du cæcum dans la hernie, reconnaissent qu'il est indispensable pour qu'elle puisse se produire que le cæcum soit libre et mobile, et même qu'il existe une fossette rétro-cæco-colique, ce qui veut dire en bon français, qu'il faut, pour que la bascule soit possible, pour que le côlon pénètre le premier dans le sac herniaire, *que ce côlon jouisse lui-même d'une certaine mobilité*; celle-ci lui est assurée par l'existence de la fossette qui n'est après tout qu'un défaut de coalescence à la face postérieure du côlon, entre la séreuse viscérale et la séreuse pariétale.

En d'autres termes, la fixation du cæcum sur son bord externe, sous forme de ligament constitué par étirement et adossement à deux feuillets du péritoine pariétal, le retient dans l'abdomen et l'empêche de descendre dans la hernie. Par contre, le côlon moins fixé dans le cas particulier, subissant plus directement la pression abdominale, s'invagine en quelque sorte dans la fossette rétro-cæco-colique derrière le cæcum, tandis que ce dernier fixé en dehors par son ligament externe, en dedans par la coalescence du méso-côlon au paritoine pariétal, pivote autour d'une ligne axiale qui réunit ces deux points.

Nous ne voudrions pas affirmer que ce mécanisme est impossible, encore que le défaut d'accolement, qui laisse subsister une fossette rétrocolique typique telle que l'a décrite Waldeyer, soit à notre sens bien insuffisante à permettre cette sorte d'invagination colique dans son aire. Il nous semble que, pour que le côlon descende, il est nécessaire qu'il jouisse d'une mobilité plus grande encore.

Enfin si les ligaments cæcaux résistent assez pour laisser s'accomplir cette invagination péritonéale du côlon, pourquoi céderaient-ils toujours à la longue pour laisser le cæcum descendre dans le sac à la remorque du côlon qui l'y a précédé? Sans doute il existe un certain nombre de hernies où le cæcum reste dans la cavité abdominale, mais ces cas sont l'exception, tandis que 36 fois sur 38 on a affaire (Tuffier) à des hernies cæcales compliquées, c'est-à-dire à des hernies du côlon mais avec le cæcum dans la hernie.

VI. — Développement hétérotopique. Adhérences.

Il nous faudrait discuter encore d'autres points particuliers de pathogénie, tels que le « *développement hétérotopique* » du cæcum d'après Felizet[1], et l'*adhérence au testicule* entraînant le gros intestin dans sa migration, mécanisme invoqué autrefois par Wrisberg[2] et Scarpa et accepté récemment encore par Baumgartner[3].

1° Le développement anormal du gros intestin, cæcum et côlon, hors du ventre, indépendamment de tout glissement et de toute hernie, sorte de « hernie avant la lettre », nous paraît contraire à tout ce que nous savons du développement du gros intestin et de la torsion intestinale. Sans doute, il n'était plus possible pour les hernies *congénitales*, dans le conduit vagino-péritonéal, de faire intervenir le glissement, à moins d'admettre qu'au fur et à mesure que le gros intestin glissait avec le péritoine postérieur le conduit vagino-péritonéal remontait dans l'abdomen sur la paroi antérieure, ce qui est absurde. D'où la théorie du développement hétérotopique pour les hernies congénitales.

Nous ne pouvons concevoir comment se ferait un développement hétérotopique, comme le nomme Félizet, pour expliquer certaines hernies congénitales de l'anse iléo-colique, au point surtout, comme le dit cet auteur, que l'intestin n'acquerrait sa vascularisation que secondairement aux dépens des vaisseaux de la séreuse sacculaire à laquelle le fixeraient des adhérences nutritives. Il nous semble qu'il y a là encore une forme de la confusion qui a fait méconnaître les admirables observations de Scarpa sur l'adhérence charnue naturelle.

2° L'adhérence du cæcum au testicule ne nous paraît pas mériter plus de créance. Sans compter qu'il y a, entre la force migratrice du testicule et la résistance opposée par l'intestin normal, une différence en faveur de cette dernière, qui s'accuse par la disproportion même des deux organes, entraîneur et entraîné, il y a, semble-t-il, impossibilité anatomique à l'existence d'une adhérence primitive entre le testicule et le cæcum.

Qu'on se rappelle, en effet, que le cæcum est et reste toujours un organe intra-péritonéal, que le testicule est au contraire un organe rétropéritonéal, et l'on reconnaîtra qu'il existe, séparant les deux organes, deux

1. Félizet. *Hernies inguinales de l'enfance*, 1894. Masson, p. 73.
2. Wrisberg. *Loc. cit.*
3. Baumgartner. *Loc. cit.*

feuillets séreux : le péritoine pariétal et le feuillet viscéral du cæcum. Nous ne pouvons donc admettre le mécanisme invoqué par Scarpa[1], Wrisberg[2], Lockwood[3] et Luschka[4].

Si même, comme le veut Baumgartner, une adhérence se formait au niveau du testicule lors de sa migration, elle ne pourrait s'établir qu'avec *le péritoine pariétal*. Quant à admettre que le testicule serait capable de mobiliser tout le péritoine et d'entraîner aussi secondairement toute l'anse iléo-colique, nous nous y refusons absolument.

Y eut-il même « excès de soudure », comme le dit Baumgartner, qui entend par là sans doute un accolement prématuré, que cet excès même s'opposerait au glissemennt d'un péritoine trop bien fixé. Cette théorie a déjà contre elle les faits dans lesquels le cæcum est hernié, tandis que les glandes génitales n'ont pas accompli leur migration.... Dans le cas de Poirier, d'après Baumgartner, « le cæcum et l'appendice adhéraient au sac, et celui-ci était en continuité avec la vaginale contenant un testicule en ectopie inguino-interstitielle.... « N'est-ce pas la preuve la plus évidente que pour peu, au contraire, que le testicule adhère au péritoine pariétal, c'est lui qui ne descend pas et qui reste ectopié. Le cas de Le Dentu, que rapporte aussitôt après Baumgartner, n'est pas plus démonstratif dans le sens d'une action quelconque du testicule. Il nous montre seulement la réalité d'une hernie congénitale du gros intestin.

VII. — Comment faut-il comprendre l'adhérence charnue naturelle?

En définitive, de cette longue critique d'une pathogénie obscure parfois, trop complexe pour être vraisemblable, il résulte que peu de théories résistent à l'examen des faits, et aux réalités inéluctables que nous fournissent l'embryogénie et l'anatomie. Sans doute, aucune n'est à rejeter absolument et chacune contient une part de vérité. Scarpa est sans contredit celui qui s'est le plus approché de la vérité. Il l'a nettement entrevue, mais, gêné par les notions alors régnantes sur l'embryogénie, il n'a pas osé l'affirmer. Observateur fidèle et impartial des faits qu'il avait sous les yeux, il a vu les fascia d'accolement, il a vu le péritoine pariétal formant toujours *un sac complet* à la hernie du cæcum et du côlon, mais, dans l'impossibilité d'interpréter ce qu'il voyait, il n'a pu aller jusqu'au bout de ses découvertes.

1. SCARPA. *Loc. cit.*
2. WRISBERG. *Loc. cit.*
3. LOCKWOOD. *Loc. cit.*
4. LUSCHKA. *Loc. cit.*

Nous ne pouvons résister au plaisir de le citer, d'autant que sa description de « l'adhérence charnue naturelle » diffère sensiblement de celle que les auteurs lui ont prêtée dans la suite : « Cette espèce d'adhérence est formée par les mêmes liens qui fixaient naturellement l'intestin dans la cavité abdominale et qui ont été entraînés avec lui dans le scrotum. Elle ne s'observe point dans toutes les hernies scrotales, mais seulement dans celles du gros intestin, c'est-à-dire dans les hernies scrotales du côté droit qui sont formées par le cæcum, l'appendice vermiforme et le commencement du côlon ; et dans celles du côté gauche qui renferment l'S romaine du côlon.... En disséquant des hernies scrotales du côté droit formées par le cæcum, l'appendice vermiforme et le commencement du côlon, j'ai plusieurs fois observé que ces intestins avaient entraîné dans le scrotum le *feuillet du péritoine auquel ils étaient naturellement fixés dans le flanc droit*, en sorte qne cette portion du grand sac péritonéal concourait à former le sac herniaire. A l'ouverture de celui-ci, on voyait les intestins attachés à ses parois, de la même manière qu'ils l'étaient dans la cavité abdominale avant leur déplacement. C'est ce mode d'union que j'ai cru devoir désigner par le nom d'adhérence charnue naturelle.

« On pourrait croire après l'incision des téguments que le sac herniaire a été déchiré ou qu'il manque entièrement.... On sera peu étonné qu'un jeune chirurgien (Sernin) se soit mépris sur la nature de cette maladie quand on saura que deux hommes justement célèbres, Desault et Chopart, ont commis précisément la même erreur. Ils disent avoir vu le cæcum à nu sous les téguments du scrotum ; et ils ne paraissent pas même soupçonner que la plus grande partie de cet intestin était renfermée dans un sac herniaire formé par le péritoine, comme dans les hernies ordinaires. »

Nous pouvons tout retrouver dans cette description : l'adhérence spéciale, naturelle, dit Scarpa (nous dirions ontogénique), du gros intestin au sac herniaire, comme sa répugnance à admettre l'absence de sac ; enfin le sac formé, selon lui, par le péritoine pariétal comme dans les hernies ordinaires.

Nous avouons ne pas avoir retrouvé dans Scarpa la description de l'adhérence charnue naturelle, telle que la lui prêtent la plupart des auteurs. Nous lisons communément : « Quand un cæcum s'est constitué secondairement un méso, l'intestin se présente de façon identique dans le trajet herniaire, mais ici l'accolement ne s'est plus fait en surface. »

« La partie sacculaire existe sur presque toute la périphérie de l'intestin, si bien que le doigt qui voudrait faire le tour du cæcum serait arrêté seulement en arrière. Cette adhérence postérieure, qui contient le pédicule vasculaire de l'intestin, *n'est autre que l'adhérence charnue naturelle de Scarpa.* »

Scarpa ne dit rien de semblable : *il* montre au contraire très clairement que l'adhérence du gros intestin au sac est une adhérence *en nappe, en surface*, et non une simple racine mésentérique en continuité avec les parois du sac ; même dans ces cas, Scarpa se refuse à admettre l'absence du sac. A propos d'une observation, il dit : « On voyait de la manière la plus évidente que les replis du péritoine, qui constituent les attaches naturelles du cæcum et du commencement du côlon, faisaient partie du sac herniaire et se continuaient avec la tunique péritonéale de ces intestins, en formant ce que j'appelle *l'adhérence charnue naturelle.* Le fond du cæcum était libre et sans attache *comme il l'est naturellement dans la cavité abdominale*..., mais tout le reste de cet intestin, de même que le commencement du côlon *était adhérent d'une manière si intime et dans une si grande étendue aux parois du sac herniaire*, qu'il était impossible d'en faire la réduction. »

VIII. — **Nécessité de la mobilité du gros intestin pour qu'il se hernie.**

Cet hommage rendu à Scarpa, nous pouvons exposer maintenant le mécanisme des hernies du gros intestin, tel que nous le concevons et tel qu'il ressort des faits.

Toutes les difficultés d'expliquer ces hernies tiennent, à notre sens, à ce fait qu'il s'agit d'une anse *habituellement fixe* de l'intestin. Or, pour l'expliquer, force est bien d'invoquer un mécanisme spécial propre à cette variété, et dont le plus ordinairement admis est le glissement non seulement de l'intestin mais du péritoine pariétal entraînant avec lui l'intestin qui y adhère. Nous avons vu ce qu'il fallait penser de ce glissement et cette solution du problème n'est à nos yeux qu'un pis aller : c'est tourner la difficulté, non la résoudre, car, nous l'avons déjà dit, rien ne prouve ce glissement ; il n'existe ni déplacement des autres organes adhérents au péritoine pariétal, ni décollement du péritoine pariétal sur la pente ilio-lombaire, ou à la partie supérieure de la cavité abdominale.

En réalité, le sac de la hernie du gros intestin ne diffère en rien du sac de la hernie du grêle, ni dans sa constitution, ni dans sa formation.

Il y a seulement propulsion, dans un orifice herniaire, du péritoine immédiatement voisin de l'orifice, et distension de ce péritoine.

Comment, dès lors, expliquer la pathogénie et le mécanisme des hernies du gros intestin, de l'anse iléo-colique par exemple ? Pour le faire, plus convaincus, par la critique des théories régnantes, de leur insuffisance, nous redirons et nous développerons cette notion capitale, que rien ne distingue, quant au mécanisme, une hernie du gros intestin d'une hernie de l'intestin grêle. La fixité de l'un et la mobilité de l'autre ne sont contradictoires qu'en apparence.

La condition essentielle à la hernie d'une anse intestinale quelconque est sa ***mobilité***.

L'intestin grêle vient habiter un sac herniaire *parce qu'*il est mobile.

Le gros intestin vient habiter un sac herniaire *quand* il est mobile.

En d'autres termes, étant réunies les conditions requises à la production d'une hernie chez un individu prédisposé, si le gros intestin est normalement fixé par coalescence de son méso et du péritoine pariétal, nous trouverons dans le sac : de l'intestin grêle, de l'épiploon, peut-être le côlon transverse même, qui reste mobile, mais jamais le cæcum ni le côlon. Un intestin fixé ne descend pas, *parce* qu'il est fixé : sa fixation constitue une garantie formelle contre sa hernie.

Si le cæcum et le côlon ascendant forment le contenu d'une hernie, cela tient à ce qu'ils *étaient* mobiles par arrêt de la morphogenèse normale du péritoine, par défaut de coalescence : comme l'intestin grêle mobile *normalement*, le gros intestin mobile *anormalement* a été poussé dans le sac herniaire.

En un mot, toute la pathogénie des hernies du gros intestin repose sur la mobilité préalable anormale de l'anse iléo-colique.

Si, dans l'immense majorité des cas, nous trouvons l'anse iléo-colique fixée dans le sac et, comme le dit si bien Scarpa, « par les mêmes replis du péritoine qui les fixent *naturellement dans* le flanc droit », c'est que l'anse primitivement libre et mobile a enfin trouvé dans le sac des conditions favorables à l'achèvement normal de sa morphogenèse péritonéale.

La hernie est *primitive*, l'accolement est *secondaire*.

Cet accolement que nous ne confondons pas avec les adhérences inflammatoires si variables, si capricieuses, se présente toujours dans des conditions identiques avec une morphologie qui permet toujours de superposer les descriptions anatomo-pathologiques, parce qu'il s'agit d'un accolement défini, limité, dirigé par l'évolution ontogénique retardée, mais qui s'achève enfin.

Baumgartner se demande « si, dans certains cas, l'accolement ne s'est pas produit dans la hernie elle-même ; s'il n'y aurait point eu d'abord hernie à sac complet du gros intestin, adhérent secondairement, non par le fait d'une péritonite herniaire laissant un sac épaissi, dur, une gangue scléreuse nettement inflammatoire, mais par suite d'une inflammation légère, continue. Les adhérences inflammatoires dans les hernies sont bien connues : les processus dont nous parlons, dit-il, sont tout autres ; ils ne laissent point de traces différentes des fascias embryologiques. » Quant à nous, nous pensons que non seulement ces adhérences ressemblent aux coalescences embryologiques, mais qu'elles sont précisément ces coalescences, d'ordre embryologique, sans l'intervention d'aucun facteur inflammatoire.

En résumé, pour qu'une hernie du gros intestin puisse se produire, il faudra la coïncidence de deux conditions essentielles au moins :

1° *Une faiblesse congénitale ou acquise de la paroi*, nous devrions ajouter la persistance du canal vagino-péritonéal dans certains cas, et l'influence de l'effort dans tous les cas.

2° *Une mobilité congénitale du gros intestin.* Comme on le voit, la seule condition spéciale aux hernies du gros intestin est une disposition anatomique qui rapproche le gros intestin de l'intestin grêle et que nous résumons dans la *mobilité*. Les cas sont rares où les deux conditions essentielles se trouvent réunies, ce qui nous explique la rareté relative des hernies du gros intestin. Mais cela nous aide à comprendre les cas très nombreux où les individus sont porteurs de hernies même très volumineuses contenant de l'intestin grêle ou de l'épiploon, et chez lesquels le cæcum et le côlon n'accusent aucune tendance à se prolaber, à glisser, ni à se hernier. La fixation et la coalescence du gros intestin le préservent contre toute tendance à faire partie du contenu de la hernie.

CONSIDÉRATIONS PARTICULIÈRES

SUR LE

MÉCANISME DES HERNIES DES DIVERS SEGMENTS

DU

GROS INTESTIN

I. — SEGMENT ILÉO-COLIQUE.

§ 1. — HERNIES DE L'APPENDICE :

Les hernies de l'appendice seul, ne nous arrêteront pas. La fréquence des phénomènes inflammatoires qui les compliquent les a fait étudier avec soin par de nombreux auteurs. Nous ne retiendrons que ce fait que la hernie de l'appendice peut être, dans certains cas, une complication grave des hernies du cæcum.

§ 2. — HERNIES DU CÆCUM SEUL OU DU CÆCUM AVEC L'APPENDICE :

Ce sont des hernies diverticulaires. P. Broca[1] disait : « Toutes les fois qu'un individu atteint d'une hernie a un diverticule intestinal, celui-ci s'engage dans le sac herniaire. »

A tort on décrit souvent, sous le nom de hernies du cæcum, des hernies de l'anse iléo-colique, c'est-à-dire qui comprennent en plus du cæcum, soit la terminaison du grêle, soit le commencement du côlon ascendant.

Ainsi s'expliquent nombre de discussions sur ces hernies. De même que le cæcum est libre dans la cavité abdominale, de même il sera libre dans la hernie. Le processus d'accolement normal ne l'atteint pas généralement. Nous verrons plus loin qu'il y a pourtant quelques exceptions à cette règle.

Nous devons examiner ici les conditions particulières qui peuvent favoriser l'apparition de la hernie du cæcum.

En tant que diverticule, il est normalement libre et mobile; mais il n'est pas normalement en regard des orifices herniaires.

1. Cité par MÉRIGOT DE TREIGNY. *Loco citato.*

Mais s'il est en position anormale par insuffisance de fixation du côlon

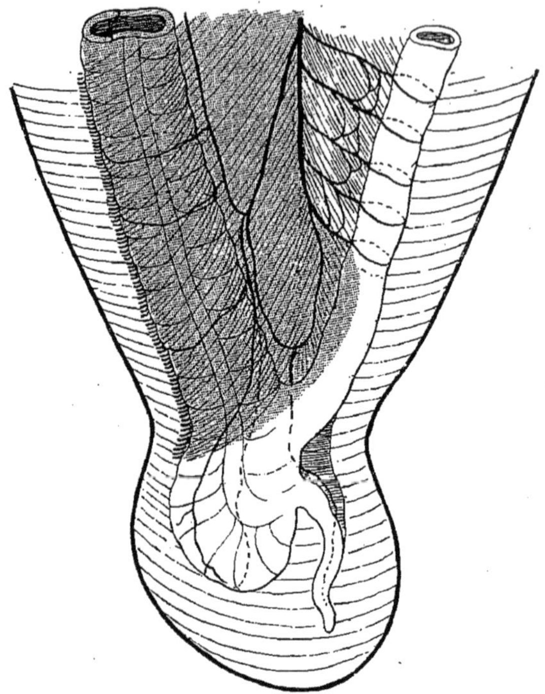

Fig. 24. — Hernie du cæcum et de l'appendice. Le cæcum est libre et mobile dans le sac. Le processus de coalescence n'ayant atteint que la portion iléo-colique de l'anse ne s'est pas étendu jusqu'au cæcum et n'a pas dépassé le collet de la hernie.

ascendant comme chez le nouveau-né, ou par excès de migration chez le sujet plus âgé, la hernie sera possible.

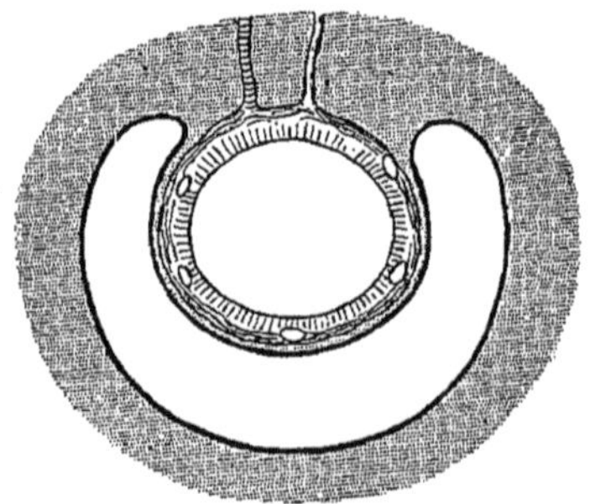

Fig. 25. — (D'après Rochard.) Hernie du cæcum, dite à sac incomplet. La paroi postérieure du sac serait formée par le revêtement séreux de la face antérieure du cæcum. Le cæcum est à nu en arrière en rapport avec le tronc cellulaire scrotal. Théorie ancienne.

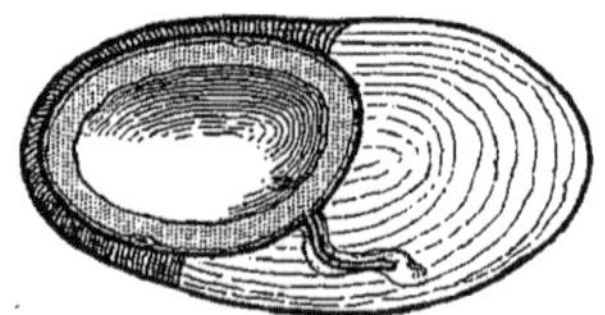

Fig. 26. — Hernie du cæcum seul (type hernie adhérente). Cette hernie serait dite d'après la théorie ancienne « à sac incomplet ». En réalité, le sac est complet, mais au lieu de passer comme le représente la figure 25, en avant du cæcum, sa paroi postérieure passe en arrière du cæcum et l'enveloppe complètement. Les hachures indiquent le fascia de coalescence (adhérence charnue naturelle). On voit sous le revêtement séreux complet du cæcum la coupe des artères cæcales.

1° Cæcum en position basse iliaque inférieure avec ligaments longs.

2° Anse iléo-colique mobile, côlon ascendant non adhérent, telles sont les conditions d'une hernie du cæcum seul.

Dans le premier cas, très rare, le cæcum pénétrera seul dans le sac, il n'aura aucune tendance à s'accoler, et on dira hernie du cæcum à sac complet. Dans le second, le côlon ascendant et la terminaison du grêle auront tendance à pénétrer dans le sac herniaire. C'est le premier degré d'une hernie de l'anse iléo-colique.

§ 3. — HERNIES DE TOUTE L'ANSE ILÉO-COLIQUE OU HERNIES DU CÆCUM COMPLEXES :

La mobilité anormale de l'anse iléo-colique n'est pas une rareté. Nous pourrions ajouter qu'il semble s'agir ici d'une anomalie réversive, puisque, d'après Alglave[1], le segment iléo-cæcal jouit chez la plupart des mammifères et jusque chez le singe d'une grande mobilité, et le côlon ascendant chez cet animal ne devient adhérent à la paroi abdominale postérieure qu'au niveau du pôle inférieur du rein droit. Ce serait le cas de rappeler ici que la fixité du gros intestin semble liée à l'attitude bipède : celle-ci plus favorable peut-être à la formation des hernies, et celle-là à coup sûr constituant une sauvegarde contre cette prédisposition de nature. Chez l'homme, la mobilité, plus fréquente chez le fœtus et le nouveau-né, n'est cependant pas exceptionnelle chez l'adulte. « Pour Rilliet, dit Raffinesque, plus les enfants sont jeunes, plus le gros intestin ressemble à l'intestin grêle, non seulement dans sa disposition flottante, mais aussi par sa structure. »

Trèves[2], chez l'adulte, signale l'existence d'un méso-côlon, soit une mobilité persistante, dans 26 pour 100 des cas.

Plus tard Fromont[3] arrivera à un chiffre sensiblement égal de 30 pour 100.

Legueu[4] par l'examen de cadavres d'enfants de un mois à quinze ans arrive à la proportion suivante : dans 50 pour 100 des cas la partie supérieure du côlon est fixe, la partie inférieure est mobile; dans 40 pour 100 des cas, l'anse est complètement mobile.

Tuffier[5] sur 38 cas trouve, chez l'adulte, l'anse mobile 2 fois.

Dreike d'après Zöge von Manteuffel[6], trouve dans 23 pour 100 des cas

1. ALGLAVE. P. Contrib. à l'anat. chirurgic. et comparée du segment iléo-cæcal de l'intestin de l'adulte. *Mém. présenté à la Soc. anat.* le 15 Février 1907. *Bull. et Mém. de la Soc. Anat.* Paris, 1907, p. 124.

2. TRÈVES. Lect. on the anatomy of the intestin. canal and peritoneum in Man. *Brit. Med. Journ.* 1885, t. I, p. 415. *Ibid*, 19 février 1887.

3. FROMONT. *Contribution à l'anatomie topographique de la portion sous-diaphragmatique du tube digestif*. Thèse de Lille, 1890.

4. LEGUEU. La situation du cæcum chez l'enfant. *Bull. et Mém. de la Soc. anal.* de Paris, t. V, 1892, p. 55.

5. TUFFIER. *Loc. cit.*

6. DREIKE. *In Zöge von Manteufel Volvulus cæci. Sammel Klin. Vorträge von Volkmann.* 1899, n° 260.

le mésentère commun au grêle et au côlon ascendant, non accolé à la paroi postérieure.

Ancel et Cavaillon[1] ont examiné 57 fœtus de tous âges, mais surtout proches du terme et 37 adultes et ont schématisé dans les tableaux suivants le résultat de leurs recherches :

	Cæcum flottant.	Cæcum avec fossettes.	Cæcum à fond libre.	Cæcum fixé.	Méso-cæcum.
Fœtus.	45 p. 100	7 p. 100	26 p. 100	19 p. 100	3,5 p. 100
Adultes. . . .	8,5 —	18 —	43 —	22 —	8,5 —

Une « note » nous prévient que ces auteurs entendent, par « cæcum », le cæcum *chirurgical* et non seulement le cæcum anatomique. De plus, quand ils parlent de « méso-cæcum » ils n'expriment pas par ce mot la persistance plus ou moins libre, par accolement incomplet, du mésentère commun, mais la formation d'un ligament par élongation du péritoine pariétal, après fixation du bord externe du cæcum.

Récemment encore, Alglave[2], sur 100 sujets adultes, relève la proportion de 14 pour 100 de dispositions qu'il appelle « favorables », c'est-à-dire de plus ou moins grande mobilité de l'anse iléo-cæcale ; 4 fois sur ces 14 ou plus exactement 4 fois pour 100, la mobilité s'étend au côlon. A ces chiffres, il faudrait ajouter ceux où l'anse iléo-colique en situation pelvienne jouit toujours, selon Alglave, d'une grande mobilité. Ce qui nous donnerait, *chez l'adulte*, le chiffre moyen de 8 pour 100 déjà indiqué par Ancel et Cavaillon.

Nos recherches sur 50 sujets à l'école pratique ont donné des résultats comparables ; nous y avons trouvé trois anses iléo-cæcales assez mobiles pour pouvoir se hernier.

La conclusion s'impose : la fixation ontogénique de l'anse iléo-colique n'est pas achevée à la naissance chez presque la moitié des individus ; elle se poursuit dans les premières années de la vie ; si, dès cette époque de l'existence, l'enfant présente une prédisposition à la formation d'une hernie, celle-ci pourra renfermer l'anse iléo-colique avec le cæcum et l'appendice dans une proportion maxima de 45 pour 100.

Or, quelle est la proportion des hernies de l'anse iléo-cæcale chez le nourrisson? Elle est considérable par rapport aux autres hernies. Nous ne pouvons tabler sur les hernies réductibles, car le plus souvent le contenu est resté ignoré. Mais prenons les hernies étranglées qui doivent nécessairement révéler leur contenu.

Voici ce que nous trouvons dans la statistique publiée par Estor[3] dans la

1. Ancel et Cavaillon. *Loc. cit.* et *in* Leriche et Cavaillon. Des conditions anatomiques nécessaires à la production des invaginations iléo-cæcales. *Semaine médicale*, 1907, 20 Février, n° 8, p. 85.
2. Alglave. *Loc. cit.*
3. Estor. La hernie étranglée chez les nourrissons. *Revue de Chirurgie*, 1902, I, p. 248.

Revue de Chirurgie. Sur 104 cas de hernie étranglée, chez le nourrisson, étaient incarcérés :

6 fois l'appendice seul;
4 fois l'appendice avec une anse grêle;
5 fois le cæcum seul;
11 fois le cæcum et l'appendice;
1 fois le cæcum et le côlon;
6 fois le cæcum avec la terminaison du grêle;
9 fois le cæcum, l'appendice et la terminaison du grêle.

Soit une proportion de 40 pour 100 de hernie intéressant tout ou partie de l'anse iléo-colique.

Dans la précieuse collection statistique de M. A. Broca[1], comprenant plus de 3600 cas opérés sur des sujets de moins de 16 ans, statistique qu'il a mise à notre disposition avec une obligeance dont nous ne saurions assez le remercier, nous trouvons une proportion de 27 pour 100 de hernies de l'anse iléo-colique, en totalité ou en partie, parmi les hernies étranglées.

Les chirurgiens savent qu'à cet âge le cæcum et le côlon ascendant sont encore mobiles, qu'ils s'engagent facilement dans les anneaux herniaires, dans le canal vagino-péritonéal en particulier. La mobilité congénitale et la permanence congénitale du conduit en font à double titre une hernie congénitale.

Si la hernie est maintenue réduite par un bandage, le cæcum peut, ayant pris une position fixe dans l'abdomen, ne plus franchir l'anneau herniaire.

Si la hernie réductible est opérée, on peut ne pas constater la présence du gros intestin.

Launois[2], sur 22 cas de hernies du cæcum rassemblés personnellement, en compte 9 de la naissance à un an, 7 de un à 14 ans et 6 seulement au-dessus de 20 ans. *Ne voit-on pas que la fréquence de ces hernies suit une marche décroissante, comparable à la mobilité décroissante de l'anse iléo-colique ?*

Plus l'individu avance en âge et plus la fréquence de mobilité persistante de l'anse iléo-colique diminue; c'est ainsi qu'Ancel et Cavaillon[3] trouvent chez l'*adulte* 8,5 pour 100 de cæco-côlons flottants, ce qui est encore une proportion appréciable.

Si l'on songe en effet à la fréquence générale des hernies, on peut imaginer que, sur ces 8 ou 10 individus, il s'en trouvera 1 ou 2 à présenter ces conditions prédisposantes générales à la formation d'une hernie; dans ces

1. Cf. Thèse de RENAULT, Paris, 1897-1898. *Hernies inguinales du cæcum et de l'S iliaque considérées principalement chez l'enfant.*
2. LAUNOIS. *Revue des Maladies de l'enfance*, 1885, p. 144.
3. ANCEL et CAVAILLON. *Loc. cit.*

cas particuliers, ce pourra être une hernie iléo-cæco-colique associée ou non à une hernie de l'intestin grêle. Il sera intéressant de comparer la fréquence des hernies de l'anse iléo-colique à la fréquence de mobilité persistante de cette anse (v. Anatomie). Cette mobilité est loin d'être rare; on la constate totale ou partielle, quand la hernie est opérée avant l'achèvement de la fixation tardive de l'anse herniée. C'est ainsi que Tuffier[1] peut dire : « La hauteur du revêtement séreux du cæcum présente des variations nombreuses dans le plus grand nombre des cas; la séreuse remonte à un travers de doigt au-dessus de l'embouchure iléo-cæcale, mais *je l'ai vue deux fois remonter jusqu'au-dessus du rein, si bien que le côlon ascendant était aussi libre que l'intestin grêle*, fixé comme lui par le mésentère devenu méso-côlon. Chez un enfant de 3 ans je relève un fait plus curieux encore : *le cæcum très long était libre dans l'abdomen, si bien que je pus faire toucher son appendice, en bas à la partie moyenne du triangle de Scarpa, et en haut à la partie moyenne du sternum.* »

Dira-t-on que les hernies du cæcum peuvent être de deux sortes? que celles de l'enfant sont celles d'une anse iléo-colique libre? que celles de l'adulte sont celles d'une anse iléo-colique fixée pour lesquelles un mécanisme spécial est nécessaire? Non, car chez l'enfant on peut trouver l'anse iléo-colique en voie de fixation au sac. Chez lui comme chez l'adulte on peut rencontrer tous les intermédiaires. Voici quelques exemples que nous fournit la statistique de A. Broca :

Observation. Édouard C., 5 ans, opéré par M. Broca le 3 décembre 1895 d'une hernie *bilatérale* connue depuis la naissance. A droite, l'extrémité inférieure du cæcum reste appliquée sans méso à la paroi postérieure du sac, appendice libre.

Observation. Gaston H., 5 ans, opéré par M. Broca le 4 février 1896 d'une hernie droite apparue dès la naissance, « la hernie contient l'extrémité inférieure de l'intestin grêle, le cæcum et l'appendice, on constate une adhérence charnue naturelle commençant seulement sur le côlon ».

De telles observations ne sont pas rares; on en trouve dans la thèse de Renault.

Colly, assistant à l'hôpital des hernies, de New-York, rapporte 9 observations de hernies du cæcum chez l'enfant, et nous y voyons qu'une fois, sur un garçon de 4 ans, le cæcum est adhérent au sac, et on ne peut le réduire qu'après une longue et pénible dissection.

C'est donc, pris sur le fait, le processus d'adhérence du gros intestin au sac, adhérence qui va de haut en bas dans le sac comme dans l'abdomen, adhérence qui, lorsqu'elle sera complète, *donnera au cæcum, dans le sac, un aspect si semblable à celui qu'il occupe dans la fosse iliaque, sur l'individu normal, qu'on pourra croire à une « descente », à un « glissement »*.

1 Tuffier. *Loc. cit.*

Chez l'adulte, les observations d'anse iléo-colique libre dans les hernies anciennes sont nombreuses et l'on trouve toute la gradation entre l'anse iléo-colique parfaitement libre dans le sac, et l'anse en voie d'accolement naturel.

Suivent deux observations, qui nous paraissent démonstratives, l'une de Hartmann, qui rapporte un cas de hernie inguinale ancienne du côlon ascendant, sans aucune adhérence au sac, l'autre de Chaput : hernie crurale droite chez une femme, hernie contenant le cæcum faisant suite au côlon ascendant muni d'un méso long.

Observation. *Hernie crurale droite volumineuse chez une femme avec hernie du cæcum et de l'épiploon. Élargissement considérable de l'anneau crural, correspondant à la hernie et de l'anneau du côté opposé*, par le Dr Chaput, prosecteur à la Faculté.

Examinée à travers la peau, la tumeur herniaire se présente sous la forme d'une saillie volumineuse, ovoïde, à grosse extrémité inférieure, occupant la plus grande partie du triangle de Scarpa, à partir de l'arcade crurale.

La peau qui la recouvre est distendue et présente des plicatures et des vergetures nombreuses : on peut la plisser facilement au-devant des hernies. Les dimensions verticales sont de 11 à 12 centimètres, les dimensions transversales de 8 à 9 centimètres à l'endroit le plus large. La tumeur est tendue à la percussion, et les anses qui y sont contenues se réduisent facilement avec le gargouillement caractéristique.

La dissection de la peau montre une résorption très considérable du tissu cellulaire sous-cutané. Celui-ci très raréfié et assez adhérent soude intimement la peau au sac sous-jacent qui se montre avec un aspect fibreux et une résistance considérable. Au voisinage de l'arcade, les adhérences de la peau sont encore plus intimes.

La dissection complète du sac, tendant à libérer sa face profonde se fait assez facilement. Le sac n'adhère en aucune façon au faisceau vasculaire sous-jacent. Toutefois, on trouve englobées dans l'épaisseur des parois trois veines assez volumineuses qu'on doit pour ainsi dire sculpter dans le tissu fibreux. De ces trois veines, l'une se porte en haut et en dehors vers l'épine iliaque antérieure et supérieure, l'autre se dirige horizontalement en dedans, c'est une veine honteuse externe; la troisième externe provient du tissu cellulaire sous-cutané. Toutes ces veines convergent vers la convexité de la crosse de la saphène interne et s'y terminent. La veine saphène elle-même est indemne d'adhérences au sac. La partie postérieure du collet n'adhère pas notablement à l'orifice herniaire. Il n'en est pas de même de la partie antérieure qui adhère très fortement à l'arcade crurale. L'ouverture du sac selon son axe longitudinal montre un contenu intestinal constitué par le cæcum et le côlon ascendant et une petite portion de la fin de l'intestin grêle entraînée par la descente du cæcum. On y trouve également de l'épiploon adhérent au sac et divisé en deux faisceaux; l'un peu large, en forme de cordon, adhère à la paroi antérieure du sac vers la partie moyenne; l'autre, large, lamelleux, est collé à la partie externe du sac et du collet, il double pour ainsi dire la paroi du sac sur lequel il est appliqué. Le collet du sac, très élargi, ne présente aucune trace de stigmates.

L'anneau crural est extrêmement dilaté. Il ne mesure pas moins de 6 centimètres transversalement et 2 1/2 d'avant en arrière. L'anneau se prolonge par devant la veine et l'artère fémorale et s'étend jusqu'au bord interne de l'artère. En dedans, son agrandissement s'est fait aux dépens du ligament de Gimbernat, si bien que l'anneau s'étend jusqu'au niveau de l'épine du pubis. On trouve à la partie externe de l'anneau, l'artère épigastrique appliquée sur le côté externe du sac.

L'examen des viscères par l'abdomen montre une bride épiploïque, partant du côlon transverse et autour de laquelle paraissent s'être tordus le cæcum et le côlon ascendant. La partie gauche du côlon transverse est contournée en *S* italique. Toutefois, si l'on fait disparaître l'incurvation du côlon transverse en le ramenant à la direction horizontale, on arrive à cette conviction que l'enroulement du gros intestin autour de l'épiploon n'est en somme qu'apparent, et que les viscères présentent bien leur disposition normale. Pour ce qui est de l'incurvation du côlon transverse, elle dépend surtout de la descente de cet intestin et de l'adhérence de l'épiploon au sac; ainsi lorsque l'intestin est réduit, l'épiploon ne pouvant rentrer dans l'abdomen avec lui, se trouve trop court et nécessite l'incurvation notée plus haut. Les ligaments normaux du cæcum existent avec leurs caractères ordinaires, sauf que le ligament externe est très allongé; *le côlon ascendant possède un mésentère très étendu qui ne mesure pas moins de 12 à 15 centimètres de hauteur. On peut se demander si cette laxité ligamenteuse est primitive ou secondaire par rapport à la hernie. Dans le cas où elle serait primitive, elle aurait pu jouer le rôle de cause prédisposante pour la hernie du cæcum. Le ligament externe du cæcum mesure de 13 à 15 centimètres.*

Du côté opposé, l'anneau présente un développement considérable, bien qu'on ne constate de ce côté aucune tendance à la hernie. Les dimensions de l'anneau sont de 4 centimètres transversalement et de 18 centimètres d'avant en arrière.

La femme porteur de la hernie est âgée de 50 à 55 ans; elle a eu des enfants comme le prouve la forme de l'ouverture du col; toutefois, elle ne présentait pas de vergeture sur la peau de l'abdomen.

Observation. *Hernie inguinale ancienne. Inflammation et ulcération de l'intestin au-dessus de la hernie. Perforation simulant l'étranglement*, par M. H. Hartmann. (*Bull. Soc. Anatom.*, Paris, 1885, p. 594. Résumée).

B..., âgé de 55 ans, entre le 3 septembre dans le service de M. Terrier à l'hôpital Bichat. Cet homme porte depuis l'âge de 15 ans une hernie inguinale droite. Cette hernie, à ce qu'il dit, est *ordinairement contenue par un bandage*; elle sort de temps en temps *mais rentre avec facilité*. Plusieurs fois, en même temps qu'elle sortait, il a éprouvé des douleurs abdominales assez vives. Les accidents aigus qui l'amènent à l'hôpital nécessitent une intervention qui est pratiquée le jour même. A l'ouverture du sac on voit s'écouler de la sérosité citrine contenant un coagulum fibrineux. L'intestin qu'on aperçoit à la partie supérieure offre sa coloration normale et se présente avec l'aspect bosselé caractéristique du gros intestin.

Le malade meurt le 7 septembre.

Autopsie. Cavité abdominale : à l'ouverture du péritoine, issue de gaz fétides en grande quantité; épanchement de matières intestinales semi-liquides, d'un gris un peu sale, dans toute la cavité abdominale jusque entre le diaphragme et le foie.

En ouvrant la hernie on constate que les bords de la plaie sont agglutinés par de la lymphe plastique facile à dissocier; l'intérieur du sac contient un peu de sérosité sanguinolente. *L'intestin contenu appartient à la terminaison du côlon ascendant. Quant aux adhérences à la paroi du sac, elles n'existent pas*, mais l'intestin adhère intimement à une masse graisseuse de consistance assez ferme, mesurant environ 9 à 18 centimètres de long sur 6 de large, et ayant une forme générale qui rappelle celle d'une poire. Cette masse est constituée par une sorte de lipome développé au niveau d'un des appendices graisseux sous-péritonéaux du côlon.....

En ouvrant l'intestin on constate que dans toute la portion située au-dessous du lipome intra-herniaire, il est petit, que la muqueuse y est d'un blanc grisâtre, plissée transversalement. Au contraire, au-dessus du lipome il est dilaté, la muqueuse est épaissie, injectée et ces altérations existent dans toute la portion du gros intestin située au-dessus de la hernie, 20 à 25 centimètres environ. On y remarque de plus des ulcérations offrant un contour général arrondi; en approchant du cæcum, on trouve des ulcérations plus larges atteignant presque la dimension d'une pièce de 20 centimes, mais de forme irrégulière, creusant la muqueuse plus ou moins profondément. Au fond d'une de ces ulcérations, immédiatement au-dessus du cæcum, on trouve une perforation arrondie, dont les dimensions ne dépassent pas celles d'un grain de millet. Vue par la face externe, elle paraît taillée comme à l'emporte-pièce, elle est entourée de fausses membranes qui forment à son niveau comme une petite poche, qui à son tour s'ouvre dans la grande cavité péritonéale. Par la face interne on voit que cette perforation répond à une ulcération analogue à celles que nous avons déjà décrites : l'intestin s'amincit graduellement jusqu'au niveau de la perforation dont les bords sont exclusivement formés par la tunique séreuse. Le reste du gros intestin et de l'intestin grêle n'offre pas d'altérations. L'épiploon est surchargé de graisse.

Des causes de la mobilité persistante de l'anse iléo-colique.

LONGUEUR EXCESSIVE DU CÔLON ASCENDANT.

A ne considérer que les hernies de l'adulte, congénitales ou non, nous pouvons nous demander la cause de la mobilité de l'anse iléo-colique.

Déjà l'un de nous, étudiant la morphogénèse des côlons, avait exprimé la valeur pathogénique de la variation de longueur du côlon en disant : « La longueur commande la situation, la forme et surtout *la fixité du gros intestin*. La longueur du côlon ascendant varie de 10 à 29 centimètres, d'après *Cohan*[1], avec une longueur moyenne de 19 centimètres. Si nous supposons l'angle hépatique fixe, il est évident qu'un côlon ascendant *court*, tendu verticalement entre ses deux points extrêmes, sera rectiligne, qu'il prendra contact d'autant plus directement et plus intimement au péritoine pariétal postérieur, auquel il se fixera par accolement du feuillet postérieur de son méso-côlon...; un côlon court aura des chances d'être fixe.... Si, au contraire, nous avons affaire à un côlon de grande lon-

1. COHAN. *Recherches sur la situation du côlon transverse*. Thèse Paris, 1898, n° 278.

gucur ou à un côlon dont le déplacement ou l'abaissement au niveau de l'angle hépatique a rapproché les extrémités, nous verrons ce segment intestinal se plisser, se godronner, et ses flexuosités venir occuper des situations variables plus ou moins éloignées de la paroi dorsale de l'abdomen. Ces flexuosités éloignent, en certains points, le méso-côlon plissé comme un volant de cette paroi; il en résulte un défaut d'accolement au péritoine pariétal postérieur. »

Les « recessus para-coliques », décrits par Toldt, ne sont pas autre chose que la persistance de ce défaut d'accolement au péritoine pariétal

Que l'on veuille bien comparer la longueur du côlon ascendant normal (10 à 29 cm.) et celle qu'il présente chez les sujets porteurs de hernies du cæcum et de l'anse iléo-colique. On trouvera, comme dans notre cas (29 cm.), une longueur toujours supérieure à celle du côlon normal. Cette constatation a la plus grande importance au point de vue qui nous occupe. En effet, la *longueur excessive du côlon* est une cause à double effet, puisqu'elle constitue une *double* cause prédisposante à la hernie de l'anse iléo-colique.

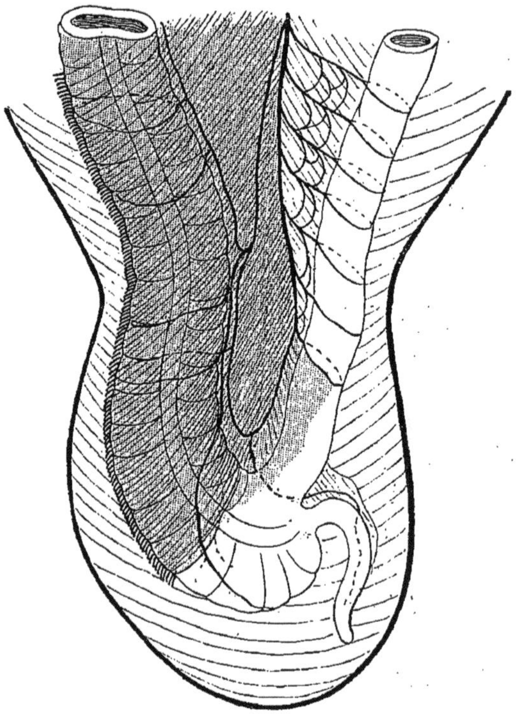

Fig. 27. — Hernie adhérente de l'anse iléo-colique. La zone teintée représente les limites du processus d'accolement qui s'est étendu jusque dans le sac herniaire. Le cæcum a échappé à l'accolement mais dans certains cas le processus de coalescence se prolonge jusqu'au fond du cæcum et même à l'appendice.

Un côlon ascendant *trop long* assure la persistance, chez l'adulte, de la mobilité de l'anse iléo-colique; mais, de plus, la longueur anormale du côlon prédispose indubitablement à la hernie.

Enfin, il est une déduction non moins capitale, à tirer de ces faits : S'il est vrai qu'un côlon *trop long* se fixe mal, ou pas du tout, dans l'abdomen, et qu'il faut, à une fixation normale et opportune, la condition première que le méso-côlon s'applique directement et sans plissements au péritoine postérieur, on comprendra que le côlon descendu dans un sac herniaire, qui prolonge au dehors la hauteur de la cavité abdominale, puisse *enfin* se tendre rectiligne et vertical depuis l'angle hépatique jusqu'au cæcum. La conséquence de ce contact *à plat* ne tarde pas à se produire : la coalescence s'effectue et ce processus s'étend sur toute la hauteur de l'anse. Ainsi se constitue, secondairement à la production de la hernie, l'adhérence charnue naturelle de Scarpa.

La tendance virtuelle de l'anse à s'accoler devient effective dès que celle-ci se trouve dans les conditions favorables à ce processus ontogénique seulement retardé.

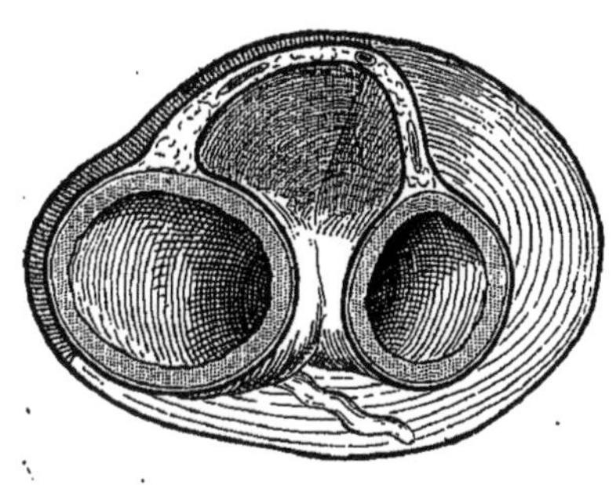

Fig. 28. — Coupe d'une hernie adhérente de l'anse iléo-colique (fig. 27). — Le sac est complet autour de l'anse herniée. — Le segment *iléal* est mobile, le segment *cæco-colique* est fixé par le processus normal de coalescence à la paroi postérieure du sac. Les hachures représentent ce fascia d'accolement (adhérence charnue naturelle) qui fixe l'intestin et une partie du mésentère commun.

La hernie du gros intestin est primitivement la hernie d'une anse libre : l'accolement est toujours *secondaire*.

La longueur excessive du côlon ascendant a une autre conséquence qui est de prolonger la migration du cæcum. Généralement, c'est lorsque le cæcum est parvenu dans la fosse iliaque, que le côlon ascendant à peu près rectiligne, se fixe par l'accolement de son méso : la migration du cæcum est, par le fait même, arrêtée. Mais que le côlon trop long, adapte mal sa longueur à la hauteur de la cavité abdominale, qu'il se plisse, se pelotonne sur lui-même, et l'accolement n'aura pas lieu; le cæcum demeuré libre poursuit sa migration. Celle-ci s'arrêtera au moment où sa *locomotion* aura déterminé le maximum d'allongement pour l'anse sus-jacente, et l'étalement plus direct et plus intime du méso sur le péritoine pariétal primitif. Dès lors, sa migration sera arrêtée (par la coalescence du côlon sus-jacent), mais en une région plus ou moins distante de sa situation typique, plus ou moins distante de la fosse iliaque droite.

Dans quel sens va se continuer cette *migration prolongée* du cæcum? Les faits vont répondre.

Qu'on veuille bien considérer que la migration du cæcum n'est en réalité, à partir du moment où la torsion intestinale a porté le cæcum dans la région sous-hépatique, que l'accentuation d'une sorte d'*involution en cornet* de la masse intestinale munie de son mésentère. C'est le même mouvement que nous imprimons à un papier roulé en cornet mais dont nous accentuons le mouvement en spirale en faisant glisser le feuillet sur lui-même, en le fermant sur lui-même.

Si nous prenons le cæcum comme point de repère, nous le verrons, dans cette migration continuée, venir occuper successivement le fond de la fosse iliaque droite, puis le sinus abdominal, formé par la rencontre du péritoine pariétal postérieur avec le péritoine pariétal antérieur; notons qu'à ce moment, le rapport du cæcum avec les orifices herniaires est direct et immédiat. Il peut même se faire que la coalescence surprenne l'anse iléo-colique, dans cette position; il en résulte une fixation de l'extrémité inférieure de la racine mésentérique dans le cul-de-sac péritonéal, tout contre le péritoine pariétal *antérieur*.

Puis le cæcum, si le côlon est encore accommodant par sa longueur, migrera vers la ligne médiane, doublant le détroit supérieur du pelvis pour y tomber; puis remontant le versant gauche du pelvis, plus ou moins près de la face postérieure du pubis; il peut enfin venir occuper la fosse iliaque gauche, par un mouvement d'enroulement qui s'accentue et qui fait glisser la face *postérieure* du méso-côlon ascendant sur la face *antérieure* du méso-côlon pelvien et iliaque.

La coalescence peut fixer le cæcum dans ces différentes situations, et nous n'aurions qu'à citer les cas observés.

Legueu[1], sur 100 cadavres examinés, trouve 14 fois la situation basse ou pelvienne. Sur 130 cas, Tuffier et Jeanne[2] rencontrent 51 fois la variété iliaque inférieure où le fond de l'organe est dans le fond de la paroi abdominale et de la fosse iliaque, contre l'arcade de Fallope. 16 fois, il occupe la position iliaque inférieure et interne, au-devant de la saillie du muscle psoas, le débordant parfois en dedans, suspendu sur l'orifice supérieur du pelvis; 4 fois le cæcum est en position pelvienne; 1 fois il est derrière la vessie.

Alglave[3] et Legueu ont vu le cæcum dans le cul-de-sac de Douglas entre la vessie et le rectum.

Alglave rapporte encore un cas où le cæcum était venu occuper le cul-de-sac vésico-utérin.

D'après Alglave, la situation pelvienne du segment iléo-cæcal se rencontre 23 fois pour 100 sujets. De ces 23 cas, 8 appartiennent à l'homme pour 50 sujets, et 15 à la femme pour 50 sujets. Robinson donne également le même chiffre de 23.

Enfin, les cas du cæcum à gauche, *sans transposition des viscères*, pour être rares ne sont pas exceptionnels. Nous citerons les cas de Michel[4], de Guibé[5] et d'Alglave.

Ce dernier surtout est fort intéressant, car l'auteur signale que *l'angle hépatique est presque en situation normale*. L'intestin grêle est placé en totalité à droite, et *au-dessous* du cæcum et du côlon ascendant.

Cette dernière disposition nous porte à penser que la situation de l'intestin grêle est ici secondaire, puisque l'angle hépatique est en place. La

1. Legueu. *Loc. cit.*
2. Tuffier et Jeanne. Anatomie de l'appendice et de la région iléo-cæcale. *Revue de Gynécologie*, 1899.
3. Alglave. *Loc. cit.*
4. Michel. Cité par Legueu. *Loc. cit.*
5. Guibé. *Communication personnelle.*

torsion s'est faite normalement; mais, grâce à la mobilité totale de l'anse intestinale primitive, le cæcum a poursuivi sa migration jusque dans la fosse iliaque gauche; or la masse intestinale grêle n'étant plus maintenue dans le centre du cornet par une adhérence le long de la mésentérique supérieure, s'est échappée vers la droite en détournant *secondairement* l'anse tordue; si bien, qu'en définitive, c'est la face primitivement antérieure ou droite du mésentère commun de l'anse primitive en partie (iléo-cæco-côlon ascendant) qui se trouve reposer sur le péritoine pariétal.

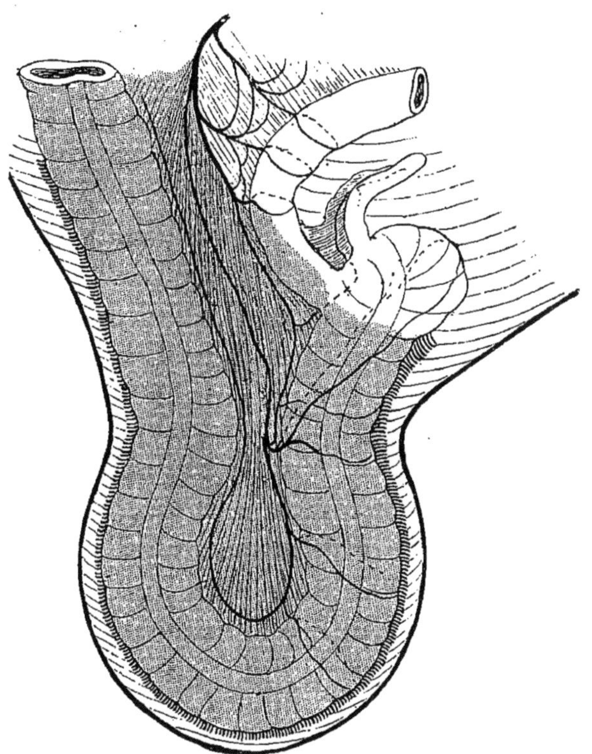

FIG. 29. — Hernie du côlon ascendant. Le cæcum en migration prolongée est demeuré dans l'abdomen, et c'est le côlon ascendant mobile qui a pénétré le premier dans le sac herniaire. Le côlon ascendant, primitivement libre et mobile, s'est fixé secondairement dans le sac, par un processus normal de coalescence.

On ne doit pas dire, en effet, qu'il y a torsion *incomplète*, car il ne faut pas oublier que la portion iléo-cæcale de l'anse primitive est la portion qui se tord la première : le processus commence à son niveau.

La conclusion que nous croyons devoir tirer de ces faits s'impose : nous voyons en effet que, dans certains cas, l'anse iléo-colique *libre et mobile* peut venir prendre un contact immédiat et direct avec tous les orifices herniaires de la paroi abdominale antérieure aussi bien à droite qu'à gauche même.

Et si l'enfant présente une disposition si marquée à l'établissement d'une hernie du gros intestin, c'est que le plus souvent le cæcum n'a pas achevé sa fixation.

Mais, de plus, nous voyons que le cæcum en voie de migration, entraîne à sa remorque le côlon ascendant trop long, et mobile comme lui. Or, le cæcum peut, dans cette migration, avoir manqué l'occasion favorable de se précipiter par un orifice herniaire; il serait plus vrai de dire que l'occasion a manqué pendant que le rapport du cæcum et de l'orifice était immédiat. Mais cette occasion déterminante peut surgir au moment où c'est le *côlon ascendant libre et mobile* qui passe devant un orifice herniaire.

Prenons un exemple : le cæcum en migration vient de tomber dans le pelvis; le côlon ascendant mobile et flexueux occupe encore le chemin suivi précédemment par le cæcum, c'est-à-dire la situation iliaque basse, tout contre l'arcade de Fallope.

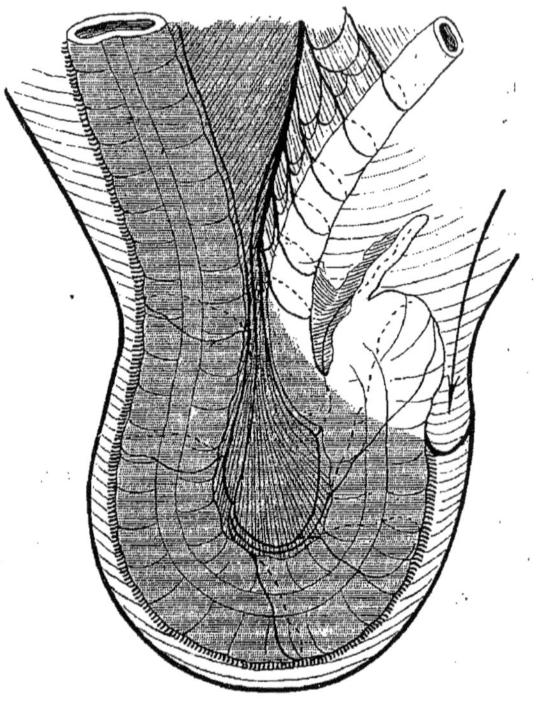

Fig. 30. — Hernie dite par bascule. Le cæcum, au lieu de se trouver dans l'abdomen comme sur la figure 29, apparaît au collet de la hernie. Le sac est complet, mais il n'est libre qu'au collet (flèche). Dans le reste de son étendue le côlon y adhère par un fascia d'accolement.

Si l'effort, cause déterminante, agit à ce moment, nous verrons le côlon s'engager primitivement dans le sac herniaire, le cæcum demeurant dans l'abdomen. La fixation pourra surprendre l'intestin étiré dans cette position. Nous verrons ainsi, réalisée sous nos yeux et dans des conditions de simplicité absolue, la variété de hernie du gros intestin que Tuffier[1] a décrite comme hernie complexe du cæcum, et que Jaboulay[2], Leriche et Cavaillon[3] ont décrite après lui comme hernie par bascule et que nous avons appelée *hernie du côlon ascendant*. On peut même supposer, par ce mécanisme, que le cæcum s'engage lui-même dans le sac, mais secondairement, à la remorque du côlon ascendant, et occupant près du collet l'extrémité supérieure de la branche interne de l'anse.

Hernies de l'anse iléo-colique à gauche.

Rien n'est plus facile maintenant à comprendre, si l'on admet la mobilité persistante de l'anse iléo-cæco-colique, que les hernies de l'anse iléo-

1. Tuffier. *Loc. cit.*
2. Jaboulay. *Loc. cit.*
3. Leriche et Cavaillon. *Loc. cit.*

cæco-colique ou du cæcum seul, puissent se faire à *gauche* : et « une chose assez singulière, dit Cruveilhier[1], c'est que le cæcum a été trouvé au moins aussi souvent dans les hernies du côté gauche que dans celles du côté droit. » Il en est de même des hernies *ombilicales* de ces mêmes segments de l'intestin et dont on a rapporté plusieurs observations (Quénu et Témoin, *in* Tuffier[2].

Nous n'hésitons pas à contredire l'affirmation de Bérard et Vignard[3] qui déclarent « inutilisables » les observations de hernies à gauche du cæcum, c'est-à-dire l'observation de Nové-Josserand[4], les 14 cas réunis par Hedrich[5], les 20 cas réunis par Pujol[6]. Il en est bien d'autres : Baumgartner[7] en cite 2, Fœrster[8] en a réuni 54, et nous tenons à rapporter cette belle observation de Broca[9] où est notée, entre autres détails, la grande mobilité de l'anse iléo-colique dans l'abdomen.

Observation. — *Hernie inguinale directe ou bilatérale contenant : 1° à droite l'épiploon et le côlon transverse; 2° à gauche la dernière anse d'intestin grêle, le cæcum et l'S iliaque.* Broca, *Bull. Soc. Anat.* octobre 1891, 5° série, t. V, p. 547.

Homme âgé. Sur le cadavre on voit une hernie énorme. La moitié gauche du scrotum a 0 m, 30 de long au-dessous du pli de l'aine. Cette hernie est sonore. A droite il y a aussi une distension scrotale, mais la tumeur n'a pas plus que le volume du poing.

Dissection à gauche. Le sac est isolé facilement en haut, moins aisément en bas. Le testicule est situé à la partie inférieure de sa face postéro-externe. Le sac est incisé en avant : A la jonction de son tiers inférieur et de ses deux tiers supérieurs apparaît un pli perpendiculaire à son grand axe. Ce pli ne fait pas tout le tour du sac. Il est très saillant (2 centimètres) en avant et en dedans; en arrière il s'atténue peu à peu; et en dehors, il est réduit à une bride étroite. Au-dessous de ce pli, est de l'*intestin grêle adhérent au fond du sac et* se prolongeant au-dessus; sur la face supérieure de la partie antéro-interne, repose le fond du cæcum. Ce pli est formé par la séreuse; il est lisse et souple et au premier abord, il m'a fait croire à l'existence d'une hernie congénitale. Mais cette valvule se déplisse, si on tire le sac en haut et en bas au-dessus et au-dessous d'elle.

D'autre part, l'examen complet fait voir : 1° que la hernie est directe; 2° qu'elle est située en dehors de la gaine profonde du cordon. Le contenu de cette hernie est très complexe. On y trouve d'abord 2 m. 10 d'intestin grêle avec son mésentère, à 78 centimètres du cæcum le bord libre de cet intestin adhère au fond du sac. Cette anse constitue la partie la plus déclive de la hernie. L'adhérence se fait par trois points limités entre lesquels l'intestin

1. Cruveilhier. *Traité d'anatomie descriptive*, 3° édition, 1852, t. III, p. 349.
2. Quénu et Témoin. in Tuffier. *Loc. cit.* p. 55.
3. Bérard et Vignard. *Loc. cit.*
4. Nové-Josserand. Hernie du cæcum à gauche. *Lyon médical*, 1892.
5. Hedrich. Hernies inguinales gauches du cæcum. *Gazette médicale de Strasbourg*, 1898.
6. Pujol. Volum. hernie ing. gauche du cæcum. *Revue générale. Gaz. des Hôpitaux*, 1896 p. 304.
7. Baumgartner. *Loc. cit.*
8. Fœrster. Hernies gauches du cæcum. *Univers. of Penna Med. Bull.* Décembre 1901.
9. Broca. *Loc. cit.*

forme des ponts sous lesquels les doigts s'engagent. Autour de cette région la face interne du sac présente des plaques épaissies.

Le cæcum dont j'ai indiqué la situation sur la face supérieure de la valvule du sac ne présente *aucune adhérence*. Au-dessus de lui, il y a 0 m. 15 de *côlon ascendant également libre*. C'est seulement au collet qu'existe, outre une légère adhérence inflammatoire, une *adhérence charnue naturelle ou par glissement*. L'adhérence inflammatoire unit au collet la face interne du côlon; elle se prolonge en arrière sur les parties voisines du mésentère iléo-cæcal, ou plutôt iléo-colique.

L'adhérence charnue naturelle unit le côlon au bord postérieur de l'anneau, et elle forme un pli qui se prolonge vers la face antérieure du méso-côlon iliaque. Derrière cette masse énorme formée par l'intestin grêle et le côlon ascendant, le côlon iliaque tout entier est hernié.

En arrière du collet *il est fixé par une adhérence charnue naturelle* unie à la face postérieure de son méso. *Toute la partie contenue dans le sac est absolument libre.*

A droite, le contenu de la hernie est formé par le grand épiploon et par le côlon transverse plié en anse. *Il n'y a aucune adhérence*, et la hernie est réductible.

Si maintenant on suit le trajet de l'intestin dans l'addomen et dans les sacs herniaires, on constate l'état suivant, en remontant à partir du rectum le long du tube iutestinal.

L'origine du rectum est attirée en avant et à gauche près de l'orifice herniaire gauche. Le côlon iliaque lui fait suite; il descend dans la hernie à peu près à la hauteur du sac, contre la paroi postérieure duquel il est situé. Son extrémité supérieure est au contact de la partie externe du collet. « Là est en arrière, une adhérence charnue naturelle qui remonte derrière le côlon descendant et fixe au collet la face postérieure du méso-côlon iliaque. De là le côlon descendant va à peu près verticalement jusqu'au niveau de la terminaison du duodénum. Là il se recourbe et se continue avec le côlen transverse qui trés oblique va, de là au côté externe du collet herniaire droit. Dans ce trajet son bord externe presque vertical est cotoyé par l'épiploon et longé par l'estomac qui lui aussi presque vertical, descend jusqu'à 9 centimètres de l'arcade de Fallope. Puis le côlon transverse s'engage derrière l'épiploon dans le sac herniaire droit, s'y recourbe en anse et remonte contre le bord interne du collet. Dans tout cela, *aucune adhérence inflammatoire soit naturelle.* A partir de ce point commence le côlon ascendant qui se porte en demi-circonférence à convexité supérieure et postérieure contre le bord interne de l'anneau gauche et s'y engage en passant devant l'anse inférieure du côlon iliaque pour aller 0 m. 15 plus bas, se jeter dans le cæcum. Là commence l'iléon qui descend au-dessous du cæcum puis ressort au côté externe de l'anneau, devant le chef supérieur du côlon iliaque. De là il va au duodénum dont le siège est normal.

Ainsi le côlon forme dans la cavité abdominale deux courbes à peu près demi-circulaires dont les extrémités répondent aux deux anneaux herniaires. L'une d'entre elles, petite, est constituée par le côlon ascendant et s'étend entre les bords internes des deux anneaux. Entre elle et le pubis se trouve l'origine du rectum; l'autre de grande courbure est constituée par le côlon descendant et la partie gauche du côlon transverse, elle s'étend entre les bords externes des deux anneaux. Dans sa concavité dirigée en bas et à droite, se trouve embrassée l'extrémité supérieure du mésentère. Le flanc droit est déshabité; le côlon ascendant et le cæcum étant déplacés vers la hernie gauche. Ils sont remplacés par l'estomac et la moitié gauche du côlon transverse.

Il faut revenir sur l'*adhérence charnue naturelle* du côlon ascendant à gauche. Cette adhérence ne commence qu'au collet, c'est-à-dire à 0 m. 15 au-dessus du cæcum. En tirant sur l'intestin un peu relevé, on la voit formée de *deux plis séreux*. L'un d'entre eux, déjà signalé, va à la face antérieure du méso-côlon iliaque, au niveau du collet. Il faut remarquer que cette face devenue antérieure sur l'anse oméga herniée, est en réalité supéro-droite sur le méso-côlon iliaque en place. L'autre pli séreux passe au-dessus de la partie postérieure du petit bassin, pour aller à la partie antéro-interne de la fosse iliaque droite près de l'anneau herniaire de ce côté. Ce repli est concave en avant et à gauche autour de l'origine du rectum. La vessie n'est pas déplacée.

Cette hernie était acquise, droite, extra-funiculaire.

De tels cas peuvent-ils être expliqués par la théorie d'Albert[1]? On sait que cet auteur a émis l'opinion que c'est l'intestin grêle qui attire le cæcum dans le sac, en lui étirant ou en lui arrachant ses ligaments. Si les ligaments du cæcum se déchiraient, on trouverait des traces de cette déchirure de péritoine. Si le cæcum vient, quelle que soit la force qui le pousse ou l'attire, c'est qu'il est libre, mobile, par défaut d'accolement du méso-côlon primitif.

Comment admettre, sinon par une mobilité primitive, la présence de l'anse iléo-colique dans une hernie gauche, en voisinage avec l'S iliaque? Et comment comprendre, sinon par un accolement naturel secondaire, cette adhérence charnue naturelle qui ne commence qu'au collet, et que Broca distingue avec soin d'une légère adhérence inflammatoire? Peut-on expliquer ce cas par le glissement, et la mobilité du côlon ascendant dans le sac herniaire n'est-elle pas une preuve démonstrative du processus que nous invoquons?

Hernies successives de l'anse iléo-colique d'un côté et de l'autre.

Il existe d'autres faits que nous voulons signaler et qui témoignent d'une grande mobilité de l'anse iléo-colique, ce sont des cas où le cæcum se laisse aller successivement dans deux hernies de côté opposé. Nous devons à notre maître, M. Broca et à notre ami P. Lecène, les deux curieuses observations que voici :

Observation. — *Hernie du cæcum à droite puis à gauche.* Ernest C. 4 mois 1/2 demeurant 5, boulevard du Point-du-jour, à Issy-les-Moulineaux, entre le 29 juillet 1909 pour hernie bilatérale emplissant tout le scrotum. Salle Molland n° 22.

1. Albert. *Handbuch der Chirurgie.* Leipzig, 1885.

Les hernies sont connues depuis l'âge de un mois. Il y a eu hernie ombilicale guérie par un bandage. Les hernies inguinales ont augmenté, il y a des coliques, il y a de la diarrhée : cinq à six selles par jour. Etat actuel :

Enorme hernie bilatérale remplissant tout le scrotum, se réduit difficilement sans gargouillement. Les deux hernies descendent jusqu'au fond des bourses déplissant la peau de la verge. Les deux testicules sont dans les bourses. Bon état général.

1re opération, M. Broca, 30 juillet 1909.

A droite : grand sac funiculaire. La hernie contenant le cæcum après réduction duquel on a vu pointer l'appendice tête en bas. L'appendice paraît normal et n'est pas réséqué. Suture métallique. Guérison parfaite. L'enfant sort le 6 août. Dans la nuit du 4 au 5 novembre, la hernie gauche est devenue volumineuse, on a de la peine à la rentrer. Vomissements. La réduction donne des gargouillements.

2e opération, M. Broca, le 5 novembre.

Sac funiculaire spacieux dans lequel on trouve le cæcum et l'appendice de coloration normale avec une grande longueur d'intestin grêle. Cure radicale. Suites parfaites. L'enfant sort le 19 novembre.

Observation. — *Hernie du cæcum et de l'appendice étranglée à gauche puis à droite.* Il s'agit d'un nourrisson mâle, bien portant, porteur de deux hernies congénitales. La hernie gauche jusque-là réductible, s'étrangle. 1re opération (Lecène). On trouve le cæcum et l'appendice qui n'ont pas trop souffert et sont facilement réduits. Suites excellentes.

Trois semaines après, la hernie droite s'étrangle à son tour. 2e opération (Lecène). On retrouve le cæcum et l'appendice incarcérés. Réduction. Guérison sans incidents.

Progression de la hernie.

Une fois admise la mobilité préalable de l'anse iléo-colique, nous pouvons nous demander ce qui des parties constituantes de l'anse pénètre d'abord dans le sac herniaire : est-ce l'appendice, le cæcum, la portion terminale de l'iléon ou le côlon ascendant? La présence du côlon ascendant dans le sac n'indique pas nécessairement une hernie secondaire, comme le veut Bérard[1]. Pour nous, le cæcum diverticule, d'après l'opinion déjà ancienne de Broca (1853) doit, dans l'immense majorité des cas, sous condition d'une mobilité préexistante du côlon, précéder le côlon dans la hernie. Il est vraisemblable que, dans le plus grand nombre de cas, le premier degré est une hernie diverticulaire, nous voulons dire une hernie de l'appendice ou une hernie du cæcum. C'est le cæcum, dans l'immense majorité des cas, qui, par sa forme, sa situation latérale, doit venir donner de la tête contre la paroi, jusqu'au moment où celle-ci se

1. Bérard et Vignard. Des hernies inguino-crurales primitives du cæcum et de l'appendice à sac incomplet. *Gaz. des Hôpitaux*, 1902, 2 Août, n° 86, p. 861.

laisse forcer comme un mur qui se laisserait défoncer par l'assaut réitéré de coups de bélier. Le cæcum, sommet de l'angle iléo-colique, forme coin et entraîne secondairement le côlon et la portion terminale de l'iléon.

Mais encore, qu'on se reporte à notre description de l'anse mésaraïque supérieure, et l'on verra que le point le plus déclive répond sur l'intestin grêle, à quelque distance de l'angle iléo-cæcal, à la terminaison du tronc de l'artère mésentérique supérieure. Il n'est donc pas impossible, comme l'avait déjà pensé Scarpa, « que la hernie de l'anse iléo-colique puisse être consécutive à celle de l'extrémité de l'iléon, qui étant descendue la première dans le scrotum, aurait entraîné successivement après elle le cæcum avec son appendice et le commencement du côlon. » C'est aussi l'opinion de Broca[1]. Mais dans ce cas subsiste toujours la condition essentielle d'une mobilité préalable de l'anse iléo-colique. Le cæcum et le côlon ne se laisseront entraîner à la remorque de l'iléon *que s'ils sont libres et mobiles.*

Parfois la mobilité des deux segments de l'anse iléo-colique sera inégale.

Que dans sa plus grande partie le côlon ascendant soit déjà fixé, tandis que la dernière anse grêle est tout à fait libre, la hernie du cæcum s'accroîtra surtout aux dépens de l'intestin grêle.

Qu'au contraire le côlon ascendant soit resté très mobile, alors que la dernière anse grêle est fixée d'assez près par adhérence de la fin du mésentère au péritoine pariétal postérieur, et la hernie ne pourra s'accroître qu'aux dépens du côlon ascendant. Le cæcum, dans ces conditions, entraîné par la tête et maintenu par l'angle iléo-cæcal, maintenu par la continuité à l'iléon, basculera. Et vienne l'accolement secondaire, il fixera cette *hernie par bascule du cæcum.*

II. — HERNIES DU CÔLON TRANSVERSE.

Si l'arc du côlon était réellement et toujours un pont jeté transversalement dans la partie haute de l'abdomen, entre l'angle hépatique et l'angle splénique du côlon, il ne pourrait jamais venir former le contenu d'un sac herniaire inguinal ou crural. Tout au plus nous le pourrions voir occuper les hernies ombilicales ou parombilicales.

Mais en fait, le côlon transverse est essentiellement variable dans sa longueur, sa forme et sa situation. C'est au point, comme nous l'avons dit ailleurs, qu'il y a une réelle difficulté à reconnaître un type normal du côlon transverse.

1. Broca A. Hernie inguinale directe bilatérale, etc. *Bull. et Mém. de la Soc. Anat.* Paris, 1891, Octobre, t. V, p. 547.

C'est un pont, mais dont les points d'appui sont inégaux; à droite nous trouverons une base élargie, qui s'étendra de l'angle droit du côlon jusqu'au niveau de la deuxième portion du duodénum; à gauche, la base étroite ne prendra pied sur la paroi dorsale qu'au niveau de l'angle splénique.

Ajoutons à cela sa longueur qui peut varier de 38 à 87 centimètres. Trèves donne une moyenne de 54 centimètres. Or, il n'y a en ligne droite, unissant les deux coudes droit et gauche du côlon, que 30 centimètres en moyenne. On conçoit donc facilement que le côlon transverse soit dans la grande majorité des cas, rien moins que transversal et qu'il soit contraint d'accommoder sa longueur à l'espace restreint qui lui est laissé pour se développer. Il décrira une courbe dont la convexité sera quelquefois tournée en haut, très souvent dirigée en bas, disposition favorable à la production de la hernie.

Mais il ne sera pas rare de voir le côlon transverse se briser dans sa courbe, et celle-ci affecter une disposition irrégulière; il en résultera le plus souvent une division du côlon transverse en deux portions :

a) Une *droite* ou sinueuse (Mauclaire et Mouchet[1]) et à laquelle nous avons donné le nom d'*anse hépato-colique* pour rappeler un rapport fréquent.

b) Une *gauche, ou anse gastro-colique* (Fromont[2], Mauclaire et Mouchet).

Notons encore que Fromont sur 40 autopsies trouve 8 fois le côlon transverse au-dessous de l'ombilic, plus ou moins près par conséquent des orifices herniaires. Mauclaire et Mouchet sur 100 cas relèvent 26 fois la situation sous-ombilicale de l'arc du côlon. Cette fréquence des côlons en situation basse s'accuse d'après ces auteurs surtout chez les femmes.

Cohan[3] enfin, sur 40 autopsies, signale 17 fois (8 hommes et 9 femmes) le côlon transverse au-dessous de l'ombilic.

Quoi qu'il en soit, quand il est très long, le côlon transverse descend plus ou moins, au niveau, puis au-dessous de l'ombilic, décrivant une anse à convexité inférieure en U ou en V (Trèves). On l'a vu plus flexueux encore décrire la forme d'une M ou d'une S, d'un W : ce sont, dit Buy[4], les côlons *en accordéon*.

A y regarder de près, les flexuosités du côlon transverse sont l'apanage de sa moitié gauche; c'est-à-dire de l'anse *gastro-colique*.

L'anse hépato-colique ou droite, seule affecte quelquefois la direction

1. MAUCLAIRE et MOUCHET. Considérations sur la forme et les moyens de fixité du côlon transverse. *Bull. et Mém. de la Soc. Anat.* Paris, Juillet 1896, p. 600.
2. FROMONT. *Loc. cit.*
3. COHAN. *Loc. cit.*
4. BUY. *Anatomie du côlon transverse.* Thèse de Toulouse, 1901, n° 411.

transversale. Elle est le plus souvent, d'après Jonnesco, dirigée en bas et à gauche. Cette anse fixée *de court* (54 fois sur 100 d'après Buy) par son méso largement accolé, échappe en grande partie aux déplacements abdominaux.

L'anse gastro-colique au contraire, segment essentiellement flexueux et mobile du côlon transverse, fixée *de long* à la paroi dorsale de l'abdomen, est l'anse véritablement prédisposée aux hernies.

Sans doute l'insertion secondaire du méso-côlon transverse peut être plus ou moins basse; cela tient à une coalescence incomplète du méso-côlon transverse. Plus l'accolement est étendu, qui fixe la face extérieure du cornet mésentérique au péritoine pariétal postérieur, et plus la racine secondaire du méso-côlon transverse se trouvera élevée sur la paroi postérieure.

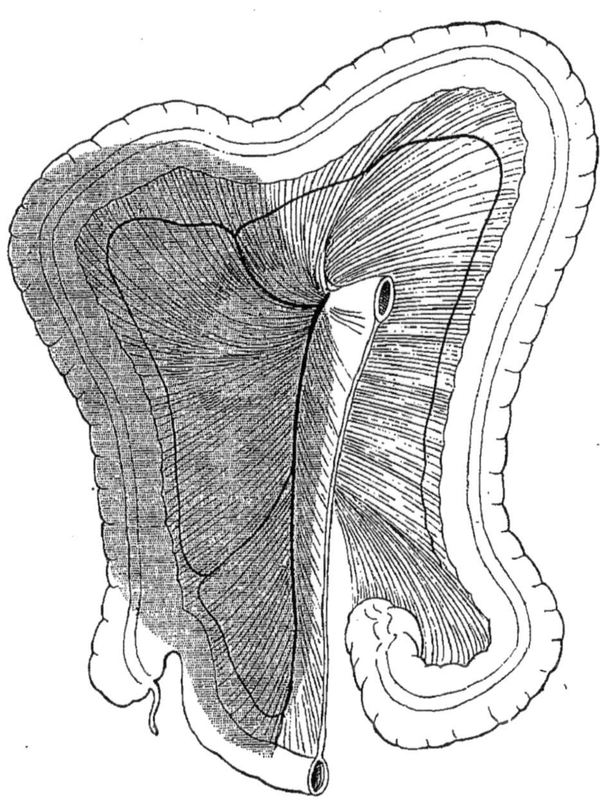

Fig. 31. — Sur cette figure imitée de Fredet (*in* Poirier) on peut voir l'ensemble du gros intestin, et en grisé toute l'étendue du fascia d'accolement qui fixe la moitié droite de la grande anse mésaraïque depuis l'anse iléo-colique jusqu'à la moitié du côlon transverse.

En fait, l'anse hépato-colique du côlon transverse partage le plus souvent la destinée du côlon ascendant. L'effet de coalescence qui fixe le côlon ascendant se prolonge sur le méso-côlon transverse jusqu'à la mésentérique. Si bien qu'en définitive, le défaut de coalescence qui assure une mobilité persistante du côlon ascendant favorable à la production des hernies, aboutit également sur le méso-côlon transverse à une insertion basse de la racine secondaire de ce méso-côlon : d'où longueur plus grande du méso-côlon transverse, mobilité plus étendue du côlon transverse qui peut se prolaber plus facilement vers les parties déclives de l'abdomen et les orifices herniaires. Pour les deux segments du côlon, c'est dans des conditions un peu différentes, la même cause produisant les mêmes effets : la prédisposition à la hernie.

L'anse gastro-colique dont le méso bridé, ramassé en manche d'éventail tout contre l'artère mésentérique supérieure, garde sa mobilité. Elle serait complète sans l'adhérence qui s'établit au niveau de l'angle splénique. Le méso présente donc cette particularité de réaliser dès son origine son maximum de hauteur; mais il peut se faire que sa hauteur augmente de droite à gauche pour atteindre ses plus grandes dimensions un peu à gauche de la ligne médiane, tout contre l'artère mésentérique supérieure : tous effets tendant à faciliter la mobilité et la situation basse de l'anse gastro-colique.

Le côlon transverse et surtout l'anse gastro-colique est encore suspendu, fort mal à la vérité, à la grande courbure de l'estomac par le grand épiploon. Celui-ci, doublant le méso-côlon auquel il adhère, forme, comme on le sait, le *ligament gastro-colique*.

Mais le grand épiploon double le bord libre du côlon et s'étale en un tablier graisseux sur la masse intestinale, son bord flottant descend jusqu'aux parties les plus déclives de l'abdomen.

Ces rapports du grand épiploon et du côlon transverse sont, au point de vue qui nous occupe, de la plus grande importance.

En effet, sollicité, tiraillé par l'épiploon, le côlon transverse pourra s'abaisser plus encore, surtout si l'épiploon engagé dans un sac herniaire vient y adhérer, s'y rétracter et y entraîner le côlon transverse à sa suite. Le grand épiploon joue dans le sac herniaire le rôle d'un « gubernaculum » dirigeant la migration pathologiqne de l'anse gastro-colique du transverse, vers le sac herniaire.

Nous pouvons maintenant comprendre le mécanisme des hernies du transverse.

Elles peuvent être *primitives*, favorisées par une situation basse et une longueur excessive de l'anse gastro-colique.

Mais le plus souvent, elles seront *secondaires* à une épiplocèle primitive, qui, par un processus d'adhérence et de rétraction inflammatoire, attirera peu à peu à sa remorque le côlon transverse dans le sac herniaire. Ce sont les cas où une ligature et une résection trop hâtives de l'épiploon risqueraient d'intéresser le côlon transverse dissimulé dans ses plis et sous des adhérences qui les modifient.

Nous retrouvons, pour les hernies du transverse, les conditions habituelles à la production des hernies en général : une anse mobile (dans le cas particulier cette mobilité est normale), une longueur anormale de l'intestin, toutes dispositions indispensables aux rapports nécessaires de l'anse avec les orifices herniaires.

Il n'est que le grand épiploon, pour créer un type spécial de hernies du transverse, et que nous avons appelées « hernies secondaires » à une épiplocèle primitive.

Mais de même que le côlon, transverse, en place dans l'abdomen ne se fixe jamais au péritoine pariétal postérieur, de même jamais il ne se fixera dans un sac herniaire, hormis, bien entendu, le cas d'inflammation caractérisée (Phocas[1], Carron[2], Kellet[3], Smith, Broca[4].

III. — HERNIES DU CÔLON GAUCHE.

Ce que nous avons dit du mécanisme habituellement invoqué dans les hernies du cæcum, dans les hernies du cæcum et de l'anse iléo-colique, peut s'appliquer entièrement aux hernies du côlon gauche. Mérigot de Treigny[5], discutant une observation de Boussi[6], pensait dejà avec cet auteur que, dans ce cas particulier, « l'S iliaque a *dû* descendre dans le sac avec son méso qui s'est moulé à la face interne du sac, et par ses adhérences, a fixé peu à peu l'intestin de son bord adhérent à son bord libre; ce qui venait à l'appui de cette manière de voir, c'est que dans la plus grande partie de son étendue, on pouvait dédoubler le sac en deux couches, dont l'interne devait être le méso-côlon iliaque ».

Ptose ou glissement ne méritent pas plus de créance à gauche qu'à droite. Cela ressort encore de l'anatomie même du côlon gauche et de la disposition du péritoine à son niveau.

Le côlon gauche par opposition à l'anse mésentérique haute, forme une dépendance exclusive de l'artère mésentérique inférieure. Il comprend depuis l'angle splénique le côlon descendant, le côlon iliaque et le côlon pelvien.

Cette anse mésentérique basse est rattachée à la paroi postérieure par un méso vertical inséré devant l'aorte sur la ligne médiane.

Le côlon gauche est fixé à la paroi dorsale par le mésentère terminal. Mais bientôt la masse intestinale grêle qui remplit la moitié droite de l'abdomen et qui se masse au centre du cornet formé par le gros intestin et son méso finit par déborder la ligne médiane. Sous l'influence de cette poussée excentrique sur la paroi du cornet, celui-ci s'étale et s'applique sur la paroi dorsale de l'abdomen, il adhère et s'y fixe ainsi progressivement. Mais jamais il ne se fait de résorption péritonéale; on n'a donc pas le droit de dire que l'intestin prend contact avec le tissu cellulaire lombaire ou iliaque; il en reste ici comme à droite, toujours séparé par un fascia d'accolement.

1. Phocas. Hernie inguinale droite du côlon transverse. *Bull. et Mém. de la Soc. Anat.*, 1889, p. 445.
2. Carron. *Entéro-épiplocèle congénitale*, in Thèse de Ramonède. Thèse Paris, 1883.
3. Kellet Smith. *Epiplocèle inguinale au cæcum. Étranglement du côlon.* Stanley Hospital Liverpool. *The Lancet.* 8 Janvier 1876, p. 51.
4. Broca. *Loc. cit.*
5. Mérigot de Treigny. *Loc. cit.*
6. Boussi. Hernie inguino-scrotale gauche irréductible, etc. *Bull. et Mem. de la Soc. Anat.* Paris, 1878, p. 59.

L'accolement débute au niveau de l'angle splénique et se fait progressivement de haut en bas : le côlon aura donc d'autant plus de chances d'être mobile et flottant, que nous nous éloignerons davantage de l'angle splénique.

C'est le sens de cet accolement qui pourrait nous expliquer la mobilité assez fréquente du segment le plus éloigné de l'angle splénique, c'est-à-dire du côlon iléo-pelvien, lequel, selon P. Duval[1], serait une anse

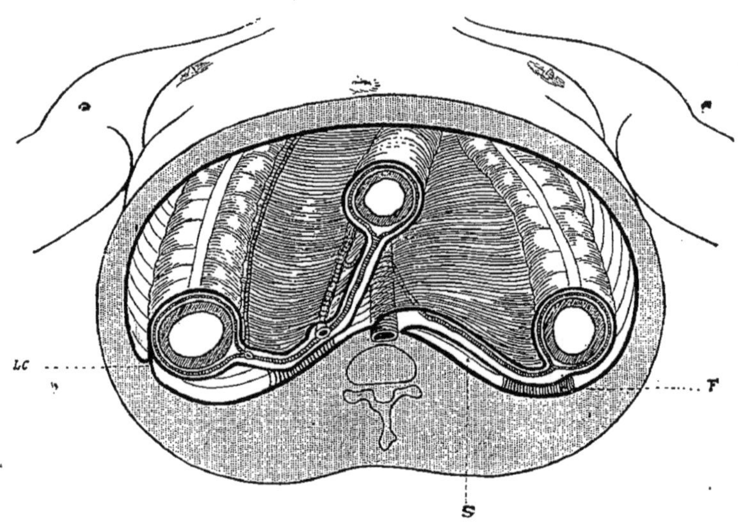

Fig. 32. — Segment supérieur d'une coupe transversale de l'abdomen. On peut suivre la disposition et la situation des mésos, les adhérences secondaires qui les fixent au péritoine pariétal postérieur. — LC. ligament cæcal formé secondairement (Leriche et Cavaillon) par étirement du péritoine pariétal. S, fossette sigmoïde par défaut de coalescence du mésentère terminal dans une partie de son étendue.

en voie d'évolution, en voie de fixation. Elle est en effet d'autant plus mobile qu'on s'adresse à des individus plus jeunes. « Jusqu'à la 2e moitié du 4e mois intra-utérin, dit Duval, le côlon terminal est libre, flottant, rattaché à la ligne médiane, verticalement mais aussi dans sa partie supérieure transversalement à la région splénique. Il repose sur la paroi abdominale postérieure, mais sans y adhérer.... Les segments ultérieurs du côlon gauche, côlon descendant, iliaque, pelvien, ne sont pas individualisés, il n'y a qu'une longue anse uniforme libre, flottante. »

Le côlon libre de l'adulte par progrès de l'accolement est plus court encore. La fixation s'est faite jusqu'au détroit supérieur.

Enfin, il semble qu'avec l'âge, le processus s'accentue encore et ait fait même disparaître la liberté de l'anse pelvienne. C'est là une disposition fréquente chez le vieillard, 30 % au-delà de 50 ans pour Moynihan[2].

Nous pensons que la longueur du côlon est un facteur qu'il ne faut pas

1. P. Duval. *Traitement chirurgical du cancer du côlon pelvien.* Thèse Paris, 1902.
2. Moynihan. The anat. and. surg. of the peritoneal fossea. *Brit. Med. Journ.*, Mars 1899.

négliger dans ce processus de fixation progressive, et nous pouvons redire pour le côlon gauche ce que nous avons déjà exprimé pour l'anse iléo-colique. La *longueur* du côlon commande sa fixation.

Un côlon gauche, *court*, tendu verticalement de l'angle splénique au rectum, étalé sans plissements et sans coudure sur le péritoine pariétal, se fixera par coalescence complète.

Un côlon gauche, *très long*, plissé, pelotonné sur lui-même, décrivant des courbures dont la plus constante est la courbure pelvienne, ne peut prendre contact par son méso, avec le péritoine pariétal, qu'en des points limités ; d'où la formation si fréquente de fossettes para-coliques, et surtout de la fossette sigmoïde, qui ne sont à tout prendre, que des défauts de coalescence.

Les variations de longueur du côlon gauche portent, et cela se pouvait concevoir *à priori*, surtout sur le segment pelvien. Suspendu à l'angle splénique, le côlon gauche tombe verticalement par le fait de la pesanteur. Il se fait ainsi une inégale répartition de la longueur du côlon gauche par rapport à la paroi abdominale postérieure.

Tandis que dans la portion haute nous voyons le côlon adapter exactement sa longueur à la hauteur de la paroi, au contraire nous assisterons dans les parties déclives à la formation de l'*anse pelvienne* qui a pris à son profit tout l'excès de longueur du côlon gauche, d'où les variations de l'anse pelvienne, et la constance de celle du côlon descendant. En d'autres termes, les variations de longueur du côlon gauche se mesureront presque exclusivement sur l'anse pelvienne du côlon.

Si donc le côlon descendant possède une longueur moyenne de 14 cm. assez constante, le côlon iliaque, celle de 12 à 16, nous verrons par contre, le colôn pelvien varier de 14 à 87 centimètres.

La proportion et la fréquence de la mobilité persistante du côlon gauche suit exactement la même progression.

En effet, dans 64 % des cas, le côlon descendant est fixe, directement attaché et *de court*, sur le péritoine pariétal postérieur. Mais 20 fois sur 100, il existe, d'après Toldt, le long du bord externe du côlon descendant, des recessus paracoliques qui marquent une coalescence incomplète. Dans 15 % des cas, le côlon descendant conserve encore une mobilité relative.

Le côlon iliaque fixé dans 90 % des cas, conserve 10 fois sur 100 une mobilité relative par accolement incomplet,

Par contre, la mobilité persistante du côlon pelvien est, on peut le dire, la règle à la naissance ; et malgré l'accolement progressif avec l'âge, on trouve, encore, après 50 ans, une mobilité persistante de ce segment du côlon gauche.

La conclusion pour le mécanisme des hernies, tel que nous l'avons conçu, s'impose désormais et découle nécessairement de ces faits.

Hartmann[1] dès 1887, avait établi une heureuse comparaison entre les hernies droites et gauches. « Des deux côtés, remarquait-il, existe une disposition à peu près identique. A droite comme à gauche on trouve une portion du gros intestin libre et mobile (cæcum à droite, anse oméga à gauche). A droite comme à gauche, cette portion mobile fait suite à une portion fixe et adhérente (on disait alors « dépourvue de péritoine en arrière »). On aura ainsi :

1° Un sac complet sans adhérence (hernie du cæcum et de l'anse oméga).

2° Un sac complet avec adhérence de plus en plus courte (cæcum ou anse oméga et portion adjacente du colon ascendant ou descendant).

3° Un sac en partie incomplet (cæcum et côlon ascendant, anse oméga et côlon descendant).

§ 1. — LONGUEUR EXCESSIVE DU COLON GAUCHE.

On peut dire que la mobilité persistante du côlon gauche est normale au niveau du côlon pelvien : sans doute, il s'agit d'une anse en voie de fixation, et cette mobilité diminue avec l'âge ; mais en fait, cette mobilité est aussi fréquente que la mobilité du cæcum. Par contre, la mobilité persistante du côlon iliaque et du côlon descendant est *anormale*, mais peut exister quoique bien plus rarement que l'arrêt de coalescence au niveau du côlon ascendant.

Voici donc établie à gauche, une des conditions que nous estimons indispensable à la production d'une hernie, la mobilité de l'anse intestinale qui doit occuper le sac hernaire.

A nous en tenir à la fréquence comparée de la mobilité des divers segments du côlon gauche, nous pouvons en conclure que le contenu de la hernie gauche du côlon sera le *côlon pelvien* dans l'immense majorité des cas, plus rarement le côlon iliaque, tout à fait exceptionnellement (si tant est que cela soit possible) le côlon descendant.

Nous n'avons pour vérifier cette conclusion que le contrôle très rare des seules observations dans lesquelles une incision hernio-abdominale opératoire ou nécropsique, a permis d'individualiser exactement le segment hernié.

« Il est la plupart du temps, dit Baumgartner, impossible de connaître la portion du côlon, lombaire, iliaque ou pelvien à laquelle on a affaire ; seul l'examen de la cavité abdominale ou mieux des vaisseaux de l'anse herniée, peuvent donner quelque « indication ».

En fait, il semble bien qu'il s'agisse le plus souvent du côlon pelvien

1. H. HARTMANN. *Loc. cit.*

seul, quelquefois accompagné du côlon iliaque, puisque c'est la seule portion du côlon gauche qui puisse être mobile et flottante.

On a, quoiqu'assez rarement, trouvé le côlon pelvien libre et mobile dans le sac herniaire, sans adhérence charnue naturelle. Nous pourrions dire à ce sujet, comme P. Duval l'a dit de l'anse pelvienne anatomique, qu'il s'agit alors dans ce cas d'*une hernie en évolution inachevée*, en voie de fixation.

Et de fait, dans le plus grand nombre des cas, surtout s'il s'agit de hernies anciennes, l'anse pelvienne du côlon qui par sa longueur et sa situation, n'a pu trouver dans l'abdomen de condition favorable à sa coalescence, va pouvoir dans le sac herniaire, prendre avec le péritoine pariétal un contact direct; aussitôt ses facultés de fixation contrariées jusque-là, trouveront libre carrière; et nous verrons s'achever dans le sac, l'évolution normale morphogénétique du côlon pelvien. Cliniquement, une hernie d'abord réductible (anse pelvienne mobile) sera devenue, sans l'intervention d'aucun facteur, inflammatoire ou pathologique quelconque, une hernie irréductible (anse pelvienne fixée par adhérence charnue naturelle.

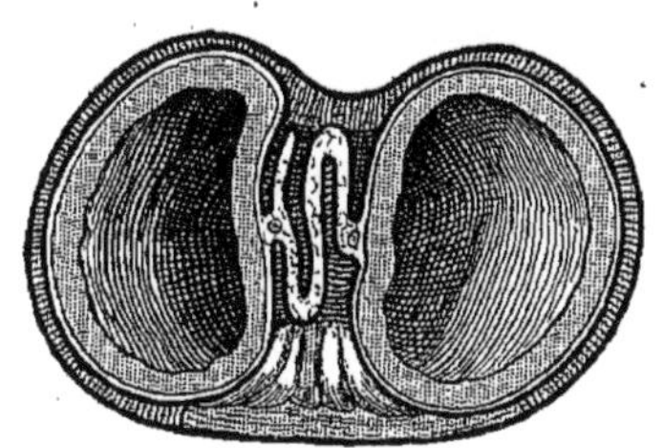

Fig. 33. — Coupe d'une hernie adhérente du côlon gauche. — Le sac est complet enveloppant l'intestin, mais l'anse adhère en arrière et sur les parties latérales à la paroi du sac. Il ne subsiste qu'en avant une portion libre du sac. — Le méso est plissé.

Mais par contre une anse pelvienne courte, fixée dans l'abdomen, *de court* contre la paroi postérieure ou pelvienne, ne se herniera jamais. Il n'y a pas de ptose, ni de glissement qu'on puisse invoquer plus à gauche qu'à droite. Il s'est fait anatomiquement et spontanément une sorte de colopexie naturelle qui garantit l'individu contre la possibilité d'une hernie de cette anse.

§ 2. — MOBILITÉ PERSISTANTE DU COLON GAUCHE.

Nous avons dit que l'excès de longueur du côlon gauche se répartissait presque entièrement sur le segment pelvien. Nous avons vu les conséquences de cet excès de longueur, dont la moindre, mais la plus constante est la mobilité persistante par la formation d'une fossette sous-sigmoïde de l'anse pelvienne du côlon gauche. Longueur excessive et mobilité vont de pair à gauche comme à droite. Et ici encore comme à droite, cet excès de longueur est une arme à deux tranchants, puisqu'il constitue une double cause prédisposante à la hernie du côlon pelvien. La longueur assure la mobilité, mais de plus cet excès de longueur prédispose l'individu à la hernie. En effet, plus le côlon gauche sera long, et plus facilement il pourra venir entrer en rapport avec les orifices herniaires, les forcer et venir occuper le sac herniaire.

Une anse courte et fixée reste au contraire distante des orifices herniaires et par là encore sera inapte à se hernier.

Nous verrons plus tard les conséquences à tirer de ces faits pour établir un traitement rationnel des hernies du gros intestin.

Le véritable méso-côlon pelvien.

Sans rien vouloir contester de la valeur très réelle du procédé opératoire de cure radicale des hernies de l'S iliaque par retournement du sac, tel que l'a décrit Savariaud[1], il nous paraît nécessaire, au point de vue pathogénique *seul*, de discuter la réalité de ce retournement en doigt de gant du méso-côlon.

Le sac, d'après Savariaud, serait dans ces hernies constitué par les deux feuillets dédoublés du méso. Si bien qu'une fois la hernie constituée, les deux feuillets du méso s'étant écartés, s'adossent à nouveau par leur face libre. L'intestin compris entre les deux feuillets, tend donc à sortir de son enveloppe séreuse, et les vaisseaux du côlon, venus de l'artère mésentérique inférieure, viennent occuper la face superficielle de la paroi postérieure du sac.

« Les vaisseaux, dit encore Morestin[2], sont étirés, allongés, éparpillés, ayant suivi passivement le mouvement de descente et d'étalement de l'intestin hernié, ils restent étroitement appliqués à cet organe et à la lame péritonéale supérieure. Ils n'ont que des rapports de continuité avec les organes environnants dont ils restent indépendants.

« L'intestin hernié se trouve comme le testicule dans les bourses ; il a apporté avec lui ses artères, ses veines, ses lymphatiques, il reste comme un étranger dans les tissus qui l'entourent. »

Les figures de Savariaud font exactement comprendre ce que ces auteurs entendent par cette migration scrotale de l'intestin, après dédoublement du méso, migration qui devient, comme celle du testicule, rétro-péritonéale. Pour ces auteurs l'intestin est à nu dans le scrotum, faisant seulement saillie dans la cavité du sac, comme le testicule fait saillie dans la vaginale.

Une telle conception ne nous semble pas aussi inconciliable avec les faits anatomiques que l'était la dépéritonisation du cæcum et que nous avons discutée en son temps.

1. SAVARIAUD. *Loc. cit*
2. MORESTIN. *Loc. cit.*

Nous ne saurions trop répéter qu'il ne faut pas confondre coalescence avec résorption du péritoine; adhérence ontogénique avec absence du méso.

La disparition du méso n'est qu'une apparence, sa réduction en longueur n'est qu'une apparence; tel il était au début du développement, long

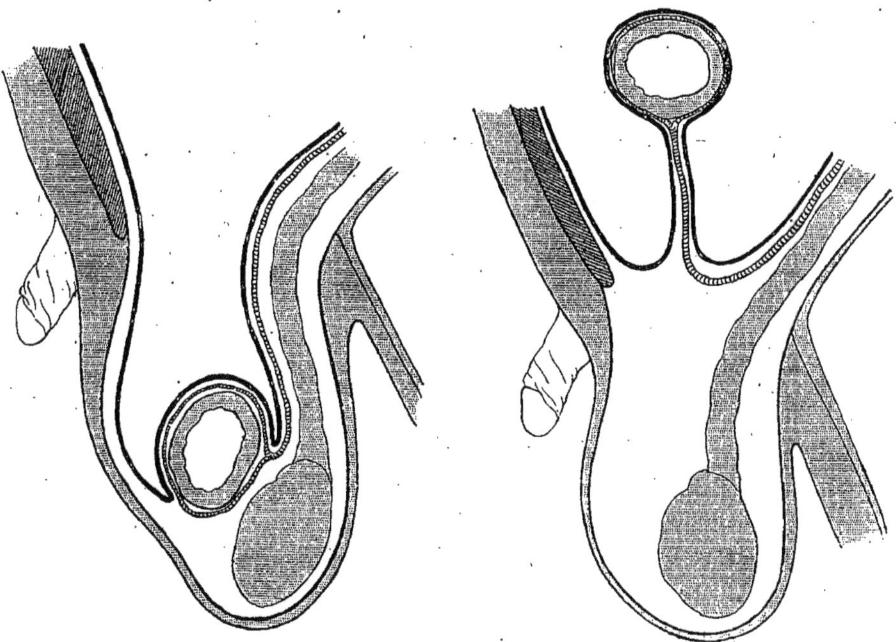

Fig. 54. — D'après Savariaud. Coupe d'une hernie du côlon gauche, suivant la conception de cet auteur, c'est-à-dire par dédoublement du méso. Les vaisseaux de l'intestin se trouveraient par ce mécanisme hors du méso, dans le tissu cellulaire scrotal.

Fig. 55. — D'après Savariaud. Opération de Savariaud d'après la conception de cet auteur par refoulement au doigt de gant et reconstitution du méso-côlon dédoublé.

et flexible sous le nom de mésentère terminal, inséré verticalement sur la ligne médiane, tel il subsiste absolument chez l'adulte, même après la coalescence sous la forme d'un fascia d'accolement. Le décollement anatomique permet ainsi que l'a montré P. Duval[1], de le reconstituer toujours avec ses deux feuillets, qui entraînent dans leur épaisseur les vaisseaux mésentériques inférieurs.

Supposer par conséquent que les vaisseaux mésentériques circulent dans le tissu cellulaire sous-péritonéal, comme ceux du testicule, est une erreur anatomique, puisque en fait ses vaisseaux sont toujours séparés du tissu cellulaire sous-péritonéal par le fascia d'accolement, c'est-à-dire par les deux feuillets réunis et adhérents : péritoine pariétal et feuillet postérieur du méso-côlon pelvien.

1. P. Duval. *Loc. cit.*

Mais de plus, ce développement du méso, ce retournement en doigt de gant ne pourrait se faire qu'à la faveur de la perforation du fascia d'accolement, ou plus exactement du péritoine pariétal qui subsiste toujours en arrière de la hernie.

Ce qui existe en réalité, ce n'est pas un retournement en doigt de gant, pas plus qu'un dédoublement du méso dont la racine verticale et médiane

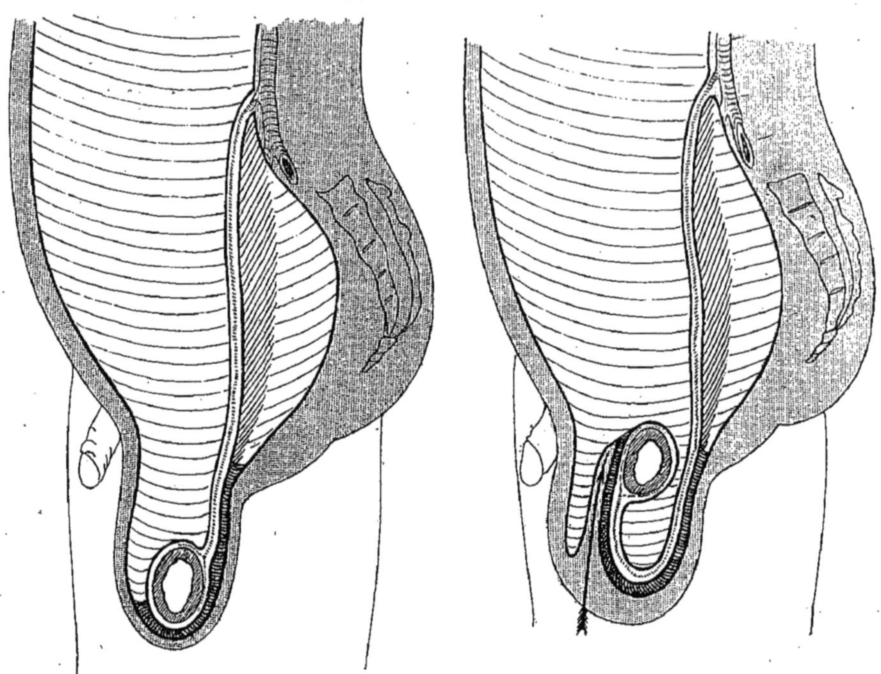

Fig. 56. — Hernie du côlon gauche d'après notre conception avec adhérence charnue naturelle (fascia de coalescence) dans le sac. Le méso n'est pas dédoublé, et les vaisseaux restent inclus entre ses deux feuillets dont le postérieur s'est accolé par un processus normal de coalescence au péritoine du sac complet. Les hachures représentent la zone de coalescence entre le méso et la paroi du sac formée par le péritoine pariétal distendu.

Fig. 57. — Manœuvre du refoulement en doigt de gant de Savariaud, d'après notre conception. Il s'agit en réalité d'un refoulement du sac qui entraîne avec lui la portion adhérente du méso et le segment d'intestin correspondant. La flèche indique la manœuvre. Les hachures représentent la zone de coalescence entre le méso et la paroi du sac.

est trop distante de l'orifice herniaire pour se laisser dédoubler; mais en fait, le méso-côlon intact non dédoublé vient se coucher dans le fond du sac herniaire sur la paroi postérieure de ce sac, formé entièrement par le péritoine pariétal; ce méso à deux feuillets adhère à la paroi postérieure du sac.

Et quand on vient à pratiquer le retournement en doigt de gant du sac ainsi formé, on ne reconstitue pas un méso qui ne s'est d'ailleurs jamais dissocié; ce qu'on refoule ainsi c'est le méso à deux feuillets, intact, et ce qui se trouve retourné en doigt de gant, c'est non pas le méso, mais le sac lui-même formé par le péritoine pariétal. (V. fig. 34 et 35, de Savariaud et comparer nos fig. 36, 37 et 38).

Si dans l'abdomen l'aspect est celui d'un méso flottant reconstitué, c'est qu'en réalité, accolé au méso normal, se trouve le péritoine du sac disposé en lame ligamenteuse à deux feuillets doublant le méso normal. (V. fig. 38).

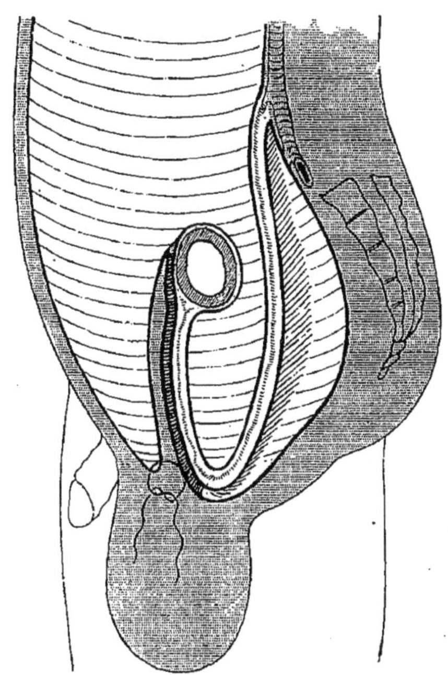

Fig. 38. — La manœuvre du refoulement en doigt de gant de Savariaud, d'après notre conception. La manœuvre est terminée. L'anse colique et son méso ont été refoulés dans l'abdomen. Mais il y a eu en même temps refoulement en masse du sac dont les deux parois adossées et retournées en doigt de gant se trouvent adossées au méso véritable dans toute l'étendue du fascia de coalescence. Il en résulte la formation d'un appareil à 4 feuillets : 2 appartenant au sac retourné, et 2 au méso-côlon véritable.

C'est une disposition qui rappelle ce que Ancel et Cavaillon[1] avaient décrit comme méso tertiaire du cæcum à 4 feuillets.

La pince qui retourne le sac en doigt de gant, n'est pas entre les deux feuillets du méso, mais entre les deux feuillets invaginés du sac.

La suture qui adosse les feuillets après réduction, unit, non pas les deux feuillets du méso-côlon mais les deux feuillets de ce ligament de péritoine pariétal.

Pratiquement cette distinction n'a qu'une importance relative, puisqu'elle laisse subsister la valeur de ce procédé opératoire.

C'est à l'argument pathogénique seul que nous nous attaquons.

Conclusions.

En résumé, nous pouvons conclure en quelques lignes en disant :

1° Les hernies *sans sac* n'existent pas. Le sac des hernies du gros intestin, à droite comme à gauche, est toujours un sac complet constitué par le péritoine pariétal libre ou adhérent mais absolument continu dans toutes ses parties.

2° Le mécanisme des hernies du gros intestin, à droite comme à gauche, ne peut s'expliquer que par une *mobilité persistante* préalable de ce gros intestin.

3° L'adhérence charnue naturelle est une adhérence ontogénique qui se fait dans le sac au lieu de se faire dans l'abdomen ; sa formation est toujours secondaire à la production de la hernie.

1. Ancel et Cavaillon. *Loc. cit.*

ANATOMIE PATHOLOGIQUE

I. — SIÈGE DE LA HERNIE DU GROS INTESTIN.

Chez l'enfant, il s'agit presque toujours de hernies inguinales.

La hernie crurale du gros intestin est une rareté.

Pour les hernies ombilicales, il faut distinguer :

Les exomphales embryonnaires peuvent comprendre tous les viscères : l'intestin grêle, le gros intestin, le foie, la rate, la vessie, etc.

La hernie ombilicale fœtale comprend quelquefois le côlon transverse, plus rarement le cæcum ou l'S iliaque (musée Dupuytren ; n°s 211, 212, 215). Enfin, dans la hernie ombilicale du nouveau-né, on a signalé le cæcum, mais il s'agit de faits absolument exceptionnels. (Tonné[1], Godlee[2], Meunier[3], etc.)

Si nous cherchons à connaître chez l'adulte le siège des hernies du gros intestin, appendice excepté, en comparant les cas publiés, nous pouvons compter sur 287 observations explicites :

Hernies	inguinales	217	soit	75,6	pour 100
—	crurales	11	—	3,8	—
—	ombilicales	16	—	5,6	—

Les autres sont des hernies ventrales lombaires, diaphragmatiques et ischiatiques.

Si nous prenons la statistique intégrale de notre maitre, le Prof. H. Hartmann, nous trouvons sur 27 hernies du gros intestin.

Hernies	inguinales	17	soit	62,9	pour	100
—	crurales	2	—	7,4	—	100
—	ombilicales	8	—	29,5	—	100

Seule la proportion des hernies ombilicales diffère sensiblement de la statistique précédente.

1. Tonné. *Bull. et Mém. de la Soc. Anat.*, 1844, t. XIX, p. 201.
2. Godlee. *Med. Times*, 9 Juin 1883.
3. Meunier. *Bull. et Mém. de la Soc. Anat.*, 1861, vol. 36, p. 206.

§ 1. HERNIES INGUINALES.

Les *hernies inguinales* sont le plus souvent droites.

Chez l'enfant, comme c'est surtout l'anse iléo-cæcale qui se hernie, encore que celle-ci puisse se hernier à gauche, c'est dans la proportion de 4 à 1 que se présenteront les hernies inguinales droites du gros intestin par rapport aux inguinales gauches[1].

Chez l'adulte, les hernies à gauche de l'S iliaque ou du côlon transverse rétablissent presque l'équilibre, et nous trouvons sur 211 cas publiés :

115 hernies inguinales droites
contre 97 hernies inguinales gauches
et 5 hernies bilatérales.

Ces hernies bilatérales du gros intestin sont formées en général par l'anse iléo-colique à droite, l'S iliaque à gauche. Mais on a vu l'anse iléo-colique et l'S iliaque dans la hernie gauche, et le côlon transverse dans la hernie droite (Broca).

Dans la statistique inédite de notre maître le Prof. H. Hartmann, nous relevons :

5 hernies inguinales droites
12 hernies inguinales gauches

Ces hernies inguinales sont généralement obliques externes. Chez l'enfant ce sont des hernies congénitales toujours ; chez l'adulte elles sont difficiles en général à classer de par leur volume et les modifications secondaires du sac herniaire.

Il est entendu que nous gardons ici au mot congénital le sens qu'on lui donne quand il s'agit de hernie inguinale, c'est-à-dire que le gros intestin fait issue par le canal vagino-péritonéal demeuré perméable.

Si nous insistons, c'est que notre maître Tuffier a appelé hernies congénitales du cæcum, celles qui seraient dues à un développement sous-péritonéal du cæcum ou à une longueur anormale de ses ligaments, bref à une malformation congénitale des moyens de fixité du cæcum.

Nous pensons qu'il faut une permanence de l'état de mobilité congénitale de l'intestin pour qu'il se hernie, mais il faut conserver, pour plus de clarté, au mot hernie congénitale, sa signification classique.

1. Statistique communiquée par notre maître M. A. Broca.

Rapports du sac des hernies inguinales avec les tissus environnants.

Nous savons que l'intestin est toujours nécessairement contenu dans un sac complet. Les adhérences qu'on a décrites de l'intestin avec le tissu cellulaire du scrotum, ne sont autres que son adhérence naturelle au feuillet postérieur du sac.

Mais ce feuillet postérieur est bien mince, et le gros intestin par son intermédiaire peut être très voisin du cordon spermatique. Les éléments de celui-ci sont en général étalés. Il arrive que le canal déférent avec quelques vaisseaux déprime la paroi du sac et se forme à ses dépens un véritable méso. Telle était la disposition sur notre sujet. Il s'en suit une certaine difficulté dans la libération du sac (Alglave)[1]. Ce sont sans doute les vaisseaux du cordon que beaucoup de chirurgiens ont sectionnés en libérant l'intestin sans suivre exactement le plan de clivage.

Cet accident qu'on ne doit pouvoir éviter dans certains cas qu'avec de grandes précautions, n'aurait pas toujours une grande importance. En effet, dans les vieilles hernies adhérentes, le testicule écrasé par la hernie, contusionné, mal nourri, est dégénéré. Tantôt il se développe de l'hydrocèle, de l'hématocèle comme l'un de nous l'a observé dans un cas de hernie du cæcum opéré par lui dans le service du professeur Terrier. Dans quelques cas il est très atrophié. Notre maître Tuffier l'a signalé. Chez le sujet dont nous allons rapporter l'examen nécropsique, il ne restait de l'épididyme et du testicule que des vestiges à peine reconnaissables.

Ces constatations peuvent avoir leur importance.

Elles autoriseront, dans les cas où l'organe est manifestement inutile, une fermeture complète de la paroi inguinale, pour fermer la porte à toute récidive.

§ 2. HERNIES CURALES.

Sur 11 hernies crurales que nous avons colligées, 10 siégeaient à droite et 1 à gauche, elles ne présentaient aucune particularité spéciale.

Notons cependant que les 2 hernies crurales de la statistique de notre maître M. Hartmann, sont deux hernies gauches. Il est bon de rappeler que les hernies droites qui contiennent le cæcum, font, du fait de leur rareté même, plus fréquemment l'objet de publications.

1. ALGLAVE. Observation VIII de la thèse de Baumgartner.

II. — Segment de gros intestin hernié.

Chez l'enfant, c'est l'anse iléo-colique en partie ou en totalité dans 95 pour 100 des cas (statistique de M. Broca).

1° Hernies inguinales droites (118).

Cæcum	:	107	fois
S iliaque	:	3	—
Côlons	:	8	—

2° Hernies inguinales gauches (99).

Cæcum	:	10	fois
S iliaque	:	84	—
Côlons	:	5	—

3° Hernies crurales droites (10).

Cæcum : 10 fois

4° Hernie crurale gauche (1).

S iliaque : 1 fois

On peut se rendre compte que la hernie *gauche* du cæcum n'est pas une rareté.

Hédrich[1] en a rassemblé 14 observations dont deux chez l'enfant.

Fœrster[2] a pu en réunir 54 dont 15 opérés chez des enfants de moins de 10 ans. 46 de ces malades étaient du sexe masculin, 9 fois il y avait hernie bilatérale. Dans 15 cas on avait constaté l'irréductibilité.

Mac Ready[3] qui rapporte 51 cas de hernies du cœcum l'a trouvé :

36 fois à droite
9 — à gauche

dans le canal inguinal et

4 fois à droite
1 — à gauche

dans le canal crural.

Nous avons déjà parlé longuement de ces hernies du cæcum à gauche, dans notre chapitre de Pathogénie, Ce que l'on constate en pareil cas, ce n'est pas une inversion des viscères, mais une grande mobilité de l'anse iléo-colique.

Rappelons que plusieurs opérateurs (Broca, Lecène) ont rencontré suc-

1. Hédrich. Etude sur la hernie ing. du cæcum à gauche. *Gaz. Méd. de Strasbourg*, 1898. p. 121-123.
2. Fœrster. 54 cas de hernies gauches du cæcum. *Univers. of. Penn. med. Bull.* Décembre 1901.
3. Mac Ready. *Loc. cit.*

cessivement le cæcum étranglé dans deux kélotomies droite et gauche, faites à quelque temps d'intervalle sur le même sujet.

Les hernies ombilicales du gros intestin renferment le plus souvent le côlon transverse avec l'épiploon. Nous avons déjà dit qu'on peut exceptionnellement y trouver le cæcum et l'appendice. (Quénu et Témoin). Sur les 8 hernies ombilicales de la statistique de notre maître H. Hartmann, deux fois, indépendamment de l'épiploon, il s'y trouve le cæcum et l'appendice.

Il est rare que l'opérateur éprouve quelque difficulté à identifier le segment de gros intestin auquel il a affaire dans une hernie.

Le cæcum et le côlon descendant sont reconnus facilement; le côlon transverse l'est par ses rapports avec l'épiploon. Où le doute peut se glisser, c'est pour distinguer le còlon pelvien du côlon iliaque, et même du côlon descendant.

Jusqu'ici, il semblait admis, et Mérigot de Treigny y insiste, que dans le cas de hernie adhérente du côlon gauche, c'est le côlon descendant qui est en cause. En effet, en admettant la théorie du glissement, et que le côlon descendant seul est fixé, c'est lui seul que l'on peut retrouver fixé dans la hernie. Mais on sait aujourd'hui que le processus d'accolement du côlon et du méso-côlon gauches est un processus à étendue variable, un processus progressif.

Et trouvant une anse de côlon gauche fixée dans une hernie, rien ne nous empêche à priori d'admettre que c'est l'anse pelvienne mobile qui s'est herniée, puis fixée dans le sac, lorsque mieux tendue, n'étant plus froncée, elle a trouvé des conditions favorables à sa coalescence.

En résumé, dans la statistique des cas publiés antérieurement que nous venons de rapporter, l'anse iléo-colique serait en cause 137 fois, et le côlon pelvien 88 fois seulement. Cette proportion est-elle exacte, est-elle constante?

Tout d'abord, il faut reconnaître une fois encore que les hernies du cæcum intéressent davantage les auteurs, et qu'elles sont plus fréquemment publiées.

Si nous considérons les statistiques infantiles, nous voyons qu'il s'agit à peu près constamment du cæcum, pour mieux dire de l'anse iléo-colique.

Si nous étudions la statistique d'adultes de notre maître le Professeur Hartmann, nous voyons que dans 17 hernies inguinales (12 gauches et 2 droites), et dans 2 hernies crurales (gauches toutes les deux), le cæcum est en cause 5 fois, et le còlon pelvien 10 fois, 2 fois c'est le còlon transverse; 6 fois des appendices épiploïques appartenant vraisemblablement au côlon gauche ont été trouvés dans les hernies, isolément; nous n'avons pas cru devoir faire rentrer dans la statistique ces 6 derniers cas un peu particuliers.

Sans tenir compte de ces derniers cas, nous constatons que 2 fois sur 5, il s'agit de l'S iliaque.

Quelles conclusions tirer de tout ceci?

Chez l'enfant, il semble que l'anse iléo-colique très mobile se hernie beaucoup plus souvent que le côlon pelvien. En tout cas, dans les hernies étranglées c'est infiniment plus souvent le cæcum que l'on trouve.

Chez l'adulte, l'anse iléo-colique est fixée, sauf dans 1,50 °/₀ des cas, nous dit l'Anatomie, elle se herniera moins facilement. Au contraire l'anse sigmoïde restera flottante. Si l'anse iléo-colique a par exception gardé un certain degré de mobilité et qu'elle se hernie, elle manifestera sa présence, soit par de l'obstruction intestinale, soit par des phénomènes d'étranglement, soit en devenant irréductible par adhérence. Aussi ces hernies du cæcum de l'adulte échappent rarement aux recensements. Leur disposition plus complexe attire l'attention, et elles font meilleure figure dans les statistiques.

Par contre, la hernie du côlon pelvien plus fréquente, croyons-nous, que celle de l'anse iléo-colique, est de disposition plus banale, plus simple : ce seul fait explique que les cas publiés en soient plus rares. Il faut, pour juger de sa réelle fréquence, une statistique intégrale comme celle que nous avons rapportée, et celle-ci nous donne raison.

III. — VOLUME ET CONTENU DES HERNIES DU GROS INTESTIN.

Du volume même de l'intestin hernié dépend le volume habituel des hernies du gros intestin. Ce sont ordinairement de grosses hernies. On a dit que les hernies gauches du côlon pelvien seraient habituellement plus volumineuses que les hernies du cæcum à droite. Tout dépend de la quantité de l'intestin hernié.

Les hernies crurales sont ordinairement peu volumineuses. Il peut s'agir d'un pincement latéral. C'est un cas de ce genre que nous trouvons dans la statistique de notre maître, le professeur Hartmann. Les cas comparables à celui de Chaput[1] où la hernie crurale remplissait tout le triangle de Scarpa demeurent exceptionnels.

Le *collet* de ces hernies doit être spacieux; s'il ne l'est pas, le gros intestin s'étrangle vite, comme chez les tout jeunes. Si la hernie est ancienne et bien supportée, le collet de la hernie est spacieux, pouvant admettre plusieurs doigts et même le poing (Alexandre[2]).

1. CHAPUT. Hernie crurale droite volumineuse chez une femme, avec hernie du cæcum et de l'épiploon. *Bull. et Mémoires de la Soc. Anat.*, Paris, Janvier, 1887, p. 9.

2. ALEXANDRE. Hernie inguinale gauche énorme contenant une grande portion du gros intestin. *Bull. et M. de la Soc. Anat.*, 8 Octobre 1886, p. 593.

Il n'est pas rare, et le professeur Hartmann[1] avait déjà insisté sur ce point à propos des causes d'irréductibilité des hernies, de trouver dans le sac herniaire soit avec de l'épiploon, soit avec de l'intestin grêle, soit seuls, un ou deux appendices graisseux du côlon. Ils sont libres ou adhérents. Si l'on tire sur ces franges on peut faire apparaître le gros intestin. Ces hernies des appendices graisseux peuvent être considérées soit comme le premier stade d'une hernie du gros intestin, soit comme un reliquat trahissant le gros intestin réduit.

Dans certains cas, la hernie est énorme, elle contient en dehors du gros intestin, du grêle, de l'épiploon, etc. A noter que dans la plupart de ces cas de hernies très volumineuses l'anse iléo-colique ou le côlon pelvien ne sont pas adhérents. (P. Alexandre[2], Yvan[3], Herbert[4], Lieber[5], Potherat[6], etc.)

Dans une observation de Broca que nous avons rapportée tout au long, la même hernie inguinale gauche renfermait à la fois du grêle, le cæcum et l'S iliaque.

Mauclaire[7] a opéré une hernie inguinale colossale contenant deux mètres d'iléon, le cæcum, le côlon ascendant, la côlon transverse et l'épiploon. Le tout était libre et même avait subi dans le sac un commencement de torsion.

Le gros intestin est très souvent accompagné d'*intestin grêle* dans le trajet herniaire.

Parfois c'est une anse grêle quelconque innominée, c'est la règle avec les hernies de l'S iliaque.

Cette anse reste libre, sauf modifications inflammatoires, au-devant du gros intestin mobile ou adhérent, comme l'intestin grêle est mobile dans l'abdomen au-devant du gros intestin fixé par accolement à la paroi abdominale postérieure.

Mais un fait sur lequel, à notre avis, il faut insister plus qu'on ne le fait généralement, c'est la présence dans les hernies dites du cæcum, de la *dernière anse grêle*. Les auteurs ne sont pas toujours explicites sur ce point. Et pourtant notre maître Tuffier sur 38 cas n'a constaté le défaut de cette dernière anse que 2 fois.

A. Broca pense même que c'est elle qui souvent entraîne le cæcum.

1. Hartmann. Causes rares d'irréductibilité des hernies, in *France Médicale*, 1887, t. I, p. 305 et *Bull. de la Soc. Anat.*, t. XI, p. 18.

2. P. Alexandre. Hernie inguinale gauche énorme (*Bull. de la Soc. Anat.*, 8 Oct. 1886, p. 593).

3. Yvan. Hernie inguinale très volumineuse. *Bulletins de l'Académie de Médecine*, 5 Janvier 1830, in *Arch. génér. de Méd.*, 8e année, t. XXIII, p. 139.

4. Herbert. Enorme hernie inguinale gauche, etc. *Med. Times and Gazette*, 1878, t. II, p. 48.

5. Lieber. Hernie inguinale volumineuse contenant une grande partie du côlon. *Litterar Annal. der gesammten Heil Kunde*, 1827, in *Arch. génér. de Méd.*, 1828, p. 439.

6. Potherat, Volumineuse hernie ing. gauche. *Bull. et Mém. de la Soc. de Chir.*, 1909. 1er Déc., p. 1204.

7. Mauclaire. *Bull. et Mém. de la Société de Chirurgie de Paris*. 27 Avril 1910, t. XXXVI, p. 448.

En fait, la dernière anse iléale est solidaire du segment initial du côlon ascendant, elle forme avec lui l'anse coudée iléo-colique. Au sommet de cette anse, s'est développé le cæcum ; c'est ce diverticule qui le plus souvent a entraîné l'anse restée mobile et le méso iléo-colique non adhérent.

En général les deux segments de l'anse auront pénétré à peu près également. Parfois l'un d'entre eux, fixé de plus court par la coalescence, s'enfoncera moins que l'autre dans le trajet herniaire ; il s'ensuivra des vices de position divers du cæcum, latéroflexion, pré ou rétroflexion, bascule, etc. Nous tenions à insister sur ce fait presque constant de la présence de la dernière anse grêle dans le sac lorsque le côlon ascendant suit le cæcum dans la hernie. Par opposition avec ce qui a lieu pour les autres anses grêles, elle peut devenir adhérente par extension jusqu'à elle et son méso, de l'accolement naturel.

L'*épiploon* cohabite très souvent avec le gros intestin, avec le côlon transverse de préférence, dans le sac herniaire. Il est fort souvent adhérent par modifications inflammatoires.

Dans une hernie ombilicale étranglée, opérée par notre maitre H. Hartmann, il y avait dans le sac de l'épiploon, le cæcum, l'appendice, le côlon ascendant et le côlon transverse, le tout adhérent au sac.

La *vessie* a été signalée comme ayant glissé sous le péritoine du sac, et faisant saillie à côté de l'intestin hernié (Allisson[1]), et aussi parfois les annexes chez la femme (obs. inédite de H. Hartmann).

IV. — RAPPORTS DE L'INTESTIN HERNIÉ AVEC LE SAC.

Nous ne croyons pouvoir mieux faire, pour exposer les doctrines régnantes à ce sujet, que de citer textuellement le professeur Forgue, Voici le résumé qu'il en donne dans son admirable *Précis de Pathologie externe*[2] :

« Le cæcum ou l'anse oméga, remplis de matières intestinales, pèsent constamment sur l'angle abdomino-iliaque, refoulant le péritoine pour s'en former un sac ; dans ce sac l'intestin s'engage d'abord seul, par sa portion libre ; puis il entraîne avec lui, par ses attaches, le péritoine pariétal, qui glisse, grâce à la laxité du fascia propria. On comprend, dès lors, les trois degrés décrits par Scarpa (Schémas).

Premier degré : le fond du cæcum libre et totalement revêtu de péritoine peut descendre dans un sac complet sans adhérence. C'est la hernie cæcale simple, de réduction aisée.

Deuxième degré : si le cæcum et l'origine du côlon ascendant se her-

1. Allisson. Slipped hernia and hernia of the bladder. *Saint Paul Med. Journ.*, Saint Paul Mineapolis, 1907, IX, p. 711-715.

2. Forgue. *Précis de Pathologie externe*, 2e édition. Doin, t. II, p. 437.

nient, ils entraînent, dans leur descente, par glissement du péritoine pariétal, les deux replis de la séreuse, dont l'un, ligament supérieur, les fixe à la fosse lombaire, et dont l'autre, ligament inférieur, s'insère à la fosse iliaque : ils attirent donc, avec eux, leurs propres attaches; et ils se trouvent retenus à la paroi du sac par les mêmes freins péritonéaux qui les retenaient dans l'abdomen. La réduction, on le conçoit alors, sera d'autant plus malaisée qu'une portion plus considérable se sera engagée et que l'adhérence sera de plus en plus courte; mais *la hernie gardera encore un sac complet.* »

Enfin, troisième hypothèse, une partie plus considérable du côlon est descendue, accompagnée souvent par de l'intestin grêle. Le glissement du péritoine pariétal arrive à sa limite; le sac distendu ne peut donc augmenter de volume qu'en se constituant aux dépens de l'enveloppe séreuse du côlon. Ce dernier, qui n'est point totalement entouré de péritoine et qui normalement est en rapport avec le tissu cellulaire par sa partie postérieure, se laisse dépouiller de sa séreuse : *l'intestin lui-même devient alors partie intégrante de la paroi du sac, qui cesse ainsi de former aux parties herniées une gaine complète.*

Hernie à sac complet.

Hernie à sac incomplet.

Hernie sans sac.

Telle est la classification admise par tous les auteurs.

Ce qui reste discuté, c'est si, pour le fond du cæcum libre et mobile, la hernie sans sac peut exister.

Mais une telle hernie, qui peut se produire pour un organe rétropéritonéal comme la vessie, peut-elle se comprendre pour un organe que l'Anatomie nous montre toujours intrapéritonéal? Qu'à l'époque où tout le monde admettait que le péritoine pariétal, en passant sur la paroi abdominale postérieure, recouvrait les côlons, on ait cru à la situation du gros intestin derrière le sac, on ait admis la possibilité des hernies à sac incomplet ou sans sac, passe encore !

Mais, ne savons-nous pas que les côlons sont munis d'un méso de même forme, de même nature, de même étendue que le mésentère auquel ce méso-côlon fait suite? Ce méso-côlon vient embryologiquement s'accoler au-devant du péritoine pariétal postérieur. Cet accolement ontogénique se complique de quelques adhérences naturelles, non inflammatoires, liées à la fixation normale de l'intestin.

Ces adhérences sont assez variables dans leurs formes, et modifient d'un sujet à l'autre l'aspect de la région cæcale ou de la région de l'anse sigmoïde. Pour ne parler que du cæcum, il est le plus souvent indemne d'accolement dans sa moitié inférieure, mais, deux fois sur cent sujets environ, cette moitié inférieure peut être, elle aussi, accolée au péritoine pariétal. Bien plus, il arrive chez certains sujets, nous l'avons vu (une fois sur 50), à l'Ecole Pratique, que le cæcum tombé dans l'angle iléo-abdominal adhère par son fond au péritoine pariétal antérieur.

Quelle que soit l'étendue de l'accolement, nous savons depuis Toldt que les méso-côlons primitifs subsistent au-devant du péritoine pariétal auquel ils s'accolent. Nous savons (P. Duval, Kocher) que le chirurgien peut trouver facilement le plan de clivage, et rendre au gros intestin sa mobilité première; en est-il de même au niveau du gros intestin hernié? La logique dit oui. Or, nous pouvons faire la preuve par le fait.

Dans l'observation qui va suivre, nous apportons des constatations anatomo-pathologiques tout à fait précises; on verra que, dans cette hernie de l'anse iléo-cæco-colique, le gros intestin *paraissait* bien dépouillé de sa séreuse et à nu dans le scrotum. On eût dit une hernie à sac très incomplet. Or, nous avons pu, par une manœuvre facile, décoller l'intestin dans le sac, et nous assurer que celui-ci existait aussi complet que dans n'importe quelle hernie :

Observation. — *Hernie inguinale droite contenant les 8 derniers centimètres de l'iléon, le cæcum avec l'appendice et 14 centimètres de côlon ascendant, le tout adhérent*, trouvée sur un sujet de l'Ecole Pratique, dans le Pavillon 3.

Sur le cadavre d'un homme obèse d'une cinquantaine d'années destiné à la dissection dans le pavillon n° 3 de l'Ecole Pratique, nous trouvons une hernie inguinale droite du volume d'une tête de fœtus. Elle descend jusqu'à mi-cuisse, déjette la verge et refoule la moitié gauche du scrotum. A gauche existe au niveau de l'orifice inguinal superficiel un noyau lipomateux gros comme une noix, irréductible.

La forme un peu allongée de la hernie, sa consistance pâteuse, la largeur de son pédicule et son irréductibilité absolue, sont bien pour nous faire soupçonner une hernie du gros intestin. Afin de vérifier cette hypothèse, nous ouvrons tout d'abord l'abdomen.

Dans la région hypogastrique, juste au-dessus de la vessie, nous voyons une masse formée de plusieurs anses grêles agglutinées et voilées par des adhérences membraneuses résistantes.

Au niveau de cette portion de l'intestin grêle, le mésentère, partout exceptionnellement gras, s'épaissit encore. Il est lardacé, sinueux et plissé. Sur chacune de ses faces apparaît un voile de péritonite plastique en continuité avec les adhérences membraneuses qui agglomèrent les anses grêles. Ce voile se prolonge de chaque côté du mésentère par une large lame fibreuse : ces deux lames méritent de fixer notre attention (v. fig. 40 et 41). La lame gauche, détachée de la face gauche du mésentère, se porte en avant et vient adhérer solidement au péritoine pariétal antérieur, un peu à droite de la ligne médiane. Elle forme un repli vertical à bord supérieur tranchant, comme une petite faux du péritoine. La lame fibreuse droite, détachée de la face droite du mésentère, est quelque peu festonnée, ajourée dans sa partie supérieure. Elle se porte transversalement en dehors et passe sur le côlon ascendant qui la soulève. A partir de l'épine iliaque antérieure et supérieure, et au-dessous, elle le couvre entièrement et le dissimule. Au delà du côlon elle se jette sur le péritoine pariétal latéral. Elle passe en pont sur l'angle de rencontre du bord externe du côlon avec le péritoine pariétal. Elle crée ainsi un pseudo-ligament latéro-colique externe transversal. Ce repli, large en haut de 3 centimètres, parce que la saillie du côlon sur la paroi est masquée, diminue plus bas jusqu'à disparaître lorsque cette saillie diminue. Derrière ce ligament, entre lui et le péritoine pariétal, se forme un récessus, une fossette

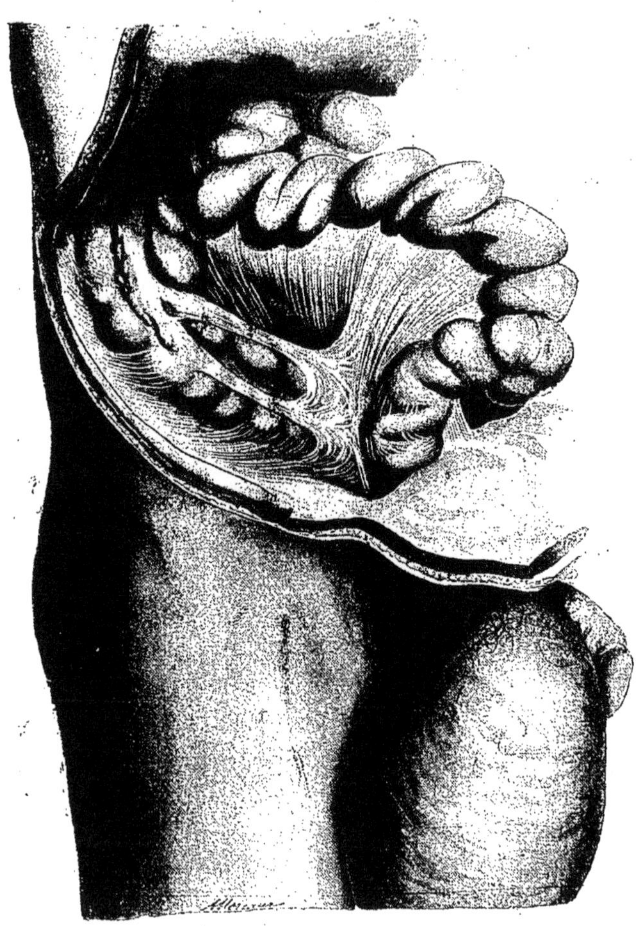

FIG. 39. — (Cas personnel : sujet de l'École Pratique). L'abdomen est ouvert. La portion terminale de l'iléon s'engage dans la hernie, et le côlon ascendant disparaît caché par une lame fibro-séreuse étendue du mésentère au péritoine pariétal latéral. Cette lame fibro-séreuse forme en dehors du côlon une sorte de ligament latéro-colique externe.

péritonéale latéro-colique externe ouverte en haut. De haut en bas, les insertions de ces deux lames au péritoine pariétal, l'une en dedans, l'autre en dehors de l'intestin grêle, se rapprochent au fur et à mesure : elles forment un cornet, un entonnoir de 6 centimètres qui aboutit à l'anneau inguinal profond (v. fig. 39).

Un segment d'intestin grêle, faisant suite aux anses agglutinées, s'engage, encadré par les replis que nous venons de décrire, dans l'orifice inguinal, en dehors de l'artère épigastrique. Avec lui, derrière lui, son mésentère descend dans le trajet herniaire, et paraît s'insérer sur la paroi postérieure de ce trajet. En vain nous tirons sur l'anse engagée, il est impossible d'en réduire plus de 3 à 4 centimètres dans l'abdomen : une diminution nette de calibre et une teinte spéciale marquent la portion qui répond habituellement au point rétréci du canal.

Ni la portion inférieure du côlon ascendant, ni le cæcum ne se montrent dans la fosse iliaque : tout ce segment du gros intestin est masqué à partir de

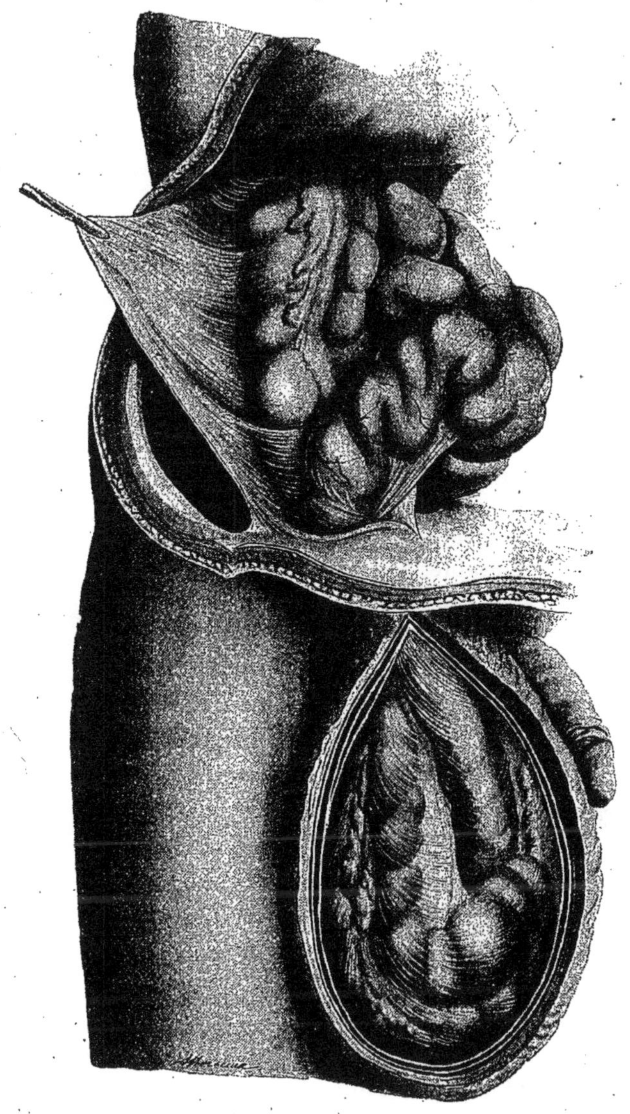

Fig. 40. — (Même sujet) Le scrotum est ouvert; on voit le contenu de la hernie. En dedans le segment terminal de l'iléon adhère par son mésentère à la paroi postérieure du sac. Le cæcum avec l'appendice et le côlon ascendant sont complètement adhérents au-devant de la paroi postérieure du sac. Un épaississement de la séreuse viscérale les voile et pourrait faire croire à un sac incomplet précæco-colique.

l'épine iliaque antérieure et supérieure par cette large lame fibro-séreuse que nous avons montrée tendue de la face droite du mésentère au péritoine pariétal latéral. Il semble bien pourtant qu'il va s'engager dans l'anneau inguinal profond, en dehors de l'anse grêle herniée, et sur un plan postérieur à elle, caché par cette lame fibreuse.]

Nous cherchons la position du testicule en palpant le scrotum, nous ne le sentons pas. Nous ouvrons le scrotum longitudinalement en avant. Nous rencontrons, après la graisse sous-cutanée, deux lames fibreuses peu distinctes. Puis nous soulevons entre deux pinces un fascia mince et transparent, nous l'incisons, nous arrivons à une cavité sacculaire. Là nous découvrons le segment terminal de l'iléon hernié dans le scrotum[1]. C'est un segment rectiligne de 8 centimètres disposé verticalement; manifestement sa couche séreuse est épaissie. Il est dans une cavité séreuse qui a les apparences d'un sac herniaire. Il est rattaché à la partie interne de la paroi postérieure de cette cavité par son mésentère gras, court, un centimètre à peine à sa partie supérieure, de plus en plus court de haut en bas, inséré verticalement. Sous la paroi postérieure de la cavité séreuse, à la partie externe, fait saillie le côlon ascendant, reconnaissable à son volume, à ses bandelettes, à ses bosselures. Le cæcum est plus bas, couché horizontalement, très distendu. Sur le côlon nous voyons encore très distinctement cette lame fibro-séreuse transversale dont nous avons vu l'origine dans le ventre, et qui, ici, très infiltrée de graisse, va du mésentère à la paroi antéro-externe du sac, en s'appliquant à la demi-circonférence antérieure du côlon; elle y adhère, et nous ne songeons point pour le moment à l'en séparer. La même lame fibro-séreuse recouvre et fixe, de façon identique, le cæcum couché horizontalement : elle vient se continuer avec la paroi antéro-inférieure du sac séreux; ainsi elle ferme celui-ci en bas, elle en constitue le fond. C'est sous cette lame que se trouve l'appendice aussitôt qu'il se dégage de la face profonde du cæcum. Normal dans sa forme, un peu atrophié, il se dirige en avant, puis en dedans et en haut. Il vient s'appliquer à la paroi antéro-interne du sac, en avant du segment iléal hernié; mais il n'est pas libre sur cette paroi antérieure : un reflet de la lame fibro-séreuse pré-cæcale décrite précédemment le voile et l'applique, d'abord au fond, puis à la paroi anté-

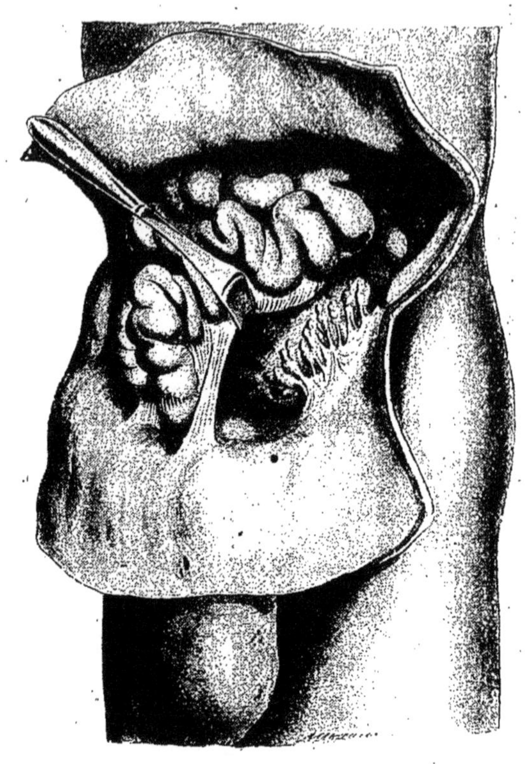

Fig. 41 — (Même sujet). La hernie est vue par l'abdomen et par son côté gauche. Soulevée par un écarteur, on peut voir le repli vertical tranchant étendu du mésentère au péritoine pariétal antérieur et formé par la lame fibro-séreuse pré-intestinale.

1. En agrandissant avec trop de précipitation l'incision du sac par en bas, l'un de nous fit une petite brèche à la portion terminale de l'iléon, adhérente au sac. C'est un accident dont il faut se méfier. Il est arrivé plus d'une fois au cours d'opérations

rieure de la cavité séreuse herniaire. A l'union du cæcum et de l'iléon, cette lame fibreuse ne disparaît pas, mais elle est continuée par des adhérences membraneuses qui épaississent la couche séreuse de l'intestin grêle et son court mésentère.

En résumé, le segment terminal de l'iléon est dans une cavité séreuse, que nous appellerons provisoirement le sac. Retenons ceci, il n'est point libre dans ce sac apparent, mais rattaché à sa paroi postéro-interne par son méso. Le cæcum et le tiers inférieur du côlon paraissent recouverts dans leur demi-circonférence antérieure par la paroi postéro-interne de ce sac. C'est, pour employer l'expression classique, une hernie du cæcum et du côlon ascendant à sac incomplet.

A en juger par les premières apparences, à ne considérer que le contenu scrotal, le cæcum et le côlon ascendant paraissent rétro-péritonéaux : le côlon soulevant à peine le péritoine du sac, le cæcum le soulevant davantage, plus entouré de séreuse. L'iléon paraît, considéré de haut en bas, se rapprocher peu à peu de la paroi postérieure; très écarté en haut il permet au péritoine de l'entourer complètement et de lui former un méso. Au niveau de la valvule iléo-cæcale il s'accole à la paroi séreuse postérieure, et peut paraître s'y enfouir.

Cæcum et côlon semblent rétro-séreux et obstinément adhérents.

Aurions-nous affaire à une hernie par glissement sous-péritonéal?

Pour apprécier à sa juste va'eur la lame séreuse pré-cæcale et pré-colique qui nous cache ces organes au niveau de la hernie et que nous avons appelée provisoirement paroi postérieure du sac, suivons-la vers l'abdomen :

Elle s'arrête net au niveau de l'épine iliaque antéro-supérieure. Et nous voyons qu'il s'agit de cette lame fibro-séreuse, que nous avons déjà très minutieusement décrite, et qui s'étend du mésentère sur le méso-côlon, sur le côlon et jusqu'au péritoine pariétal latéral (voir fig. 59). Si nous suivons de haut en bas le côlon ascendant, il paraît s'engouffrer sous cette lame et disparaître.

Cette lame est-elle la séreuse pariétale postérieure? et sommes-nous en présence d'une situation rétro-péritonéale du cæcum et de la portion initiale du côlon ascendant ? Non, une semblable disposition n'est qu'une apparence. Là comme toujours, le côlon et son méso sont venus s'appliquer sur le péritoine pariétal postérieur primitif et adhérer à sa face antérieure.

Quelques manœuvres très simples vont nous le démontrer et nous édifier sur la signification de cette couverture fibro-séreuse qui cache le cæcum et le tiers inférieur du côlon ascendant.

En premier lieu la paroi abdominale antérieure étant largement ouverte, décollons de dehors en dedans la séreuse pariétale de la paroi abdominale postérieure; allons jusqu'au delà du niveau du côlon ascendant, jusqu'au rein droit.

Puis procédons de haut en bas. Nos doigts cheminent dans le fascia propria, au plus près du péritoine postérieur facile à suivre. C'est au tra-

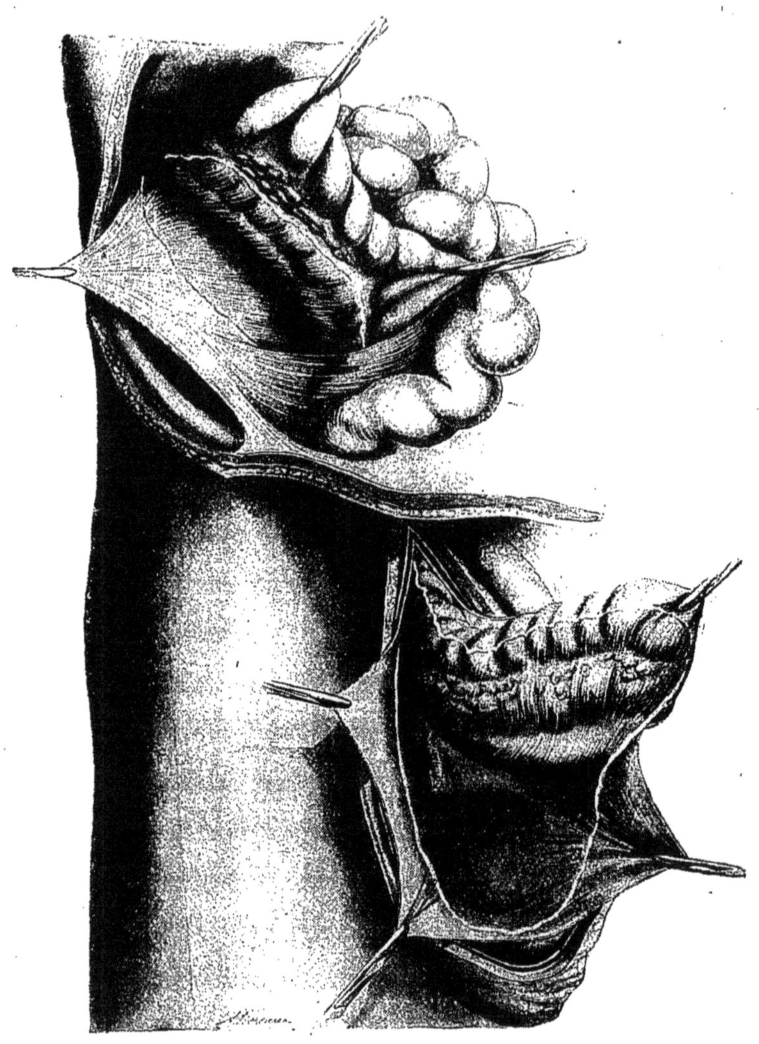

Fig. 42. — (Même sujet). Le décollement du péritoine pariétal déjà amorcé, au niveau de la fosse iliaque (v. fig. 41), a été mené complètement jusque dans le scrotum pour montrer la continuité de la séreuse *derrière* l'intestin. De plus, on a procédé au décollement méthodique du côlon et de son méso d'avec le péritoine pariétal iliaque, et du cæcum d'avec le feuillet postérieur du sac. La flèche montre la continuité du plan de clivage de la fosse iliaque à la cavité du sac. Près de l'anneau inguinal profond on a laissé subsister le ligament latéro-colique externe.

vers de ce dernier que nous sentons le côlon : Nous poursuivons le décollement sous-séreux sans difficulté sur le fascia iliaca, dans la région lombaire, puis dans la fosse iliaque et jusque dans le trajet inguinal. Nous avons dépassé le point où vu d'avant en arrière le côlon ascendant paraît s'engouffrer sous la lame fibro-séreuse ci-dessus décrite; toujours nous suivons la face postérieure du péritoine, et toujours celui-ci s'interpose entre le côlon et nos doigts.

Allons plus loin, jusqu'au niveau de la hernie, le décollement à bout de doigt devient certes un peu plus pénible, mais il se fait nettement, régulièrement : toujours nous sentons ce feuillet, prolongement dans la hernie du péritoine pariétal postérieur, il est en arrière du cæcum hernié (v. fig. 41). Peut-être cette constatation va-t-elle modifier nos idées sur la constitution du sac dans cette hernie. En tout cas, nous sommes en droit, semble-t-il, de dire que le cæcum, et le côlon ascendant pas davantage, ne sont nulle part, en dépit des apparences, en situation rétro-péritonéale.

Faisons plus : Fixant le péritoine que nous venons de séparer de la paroi abdominale postérieure, exécutons la manœuvre bien connue du décollement du côlon ascendant. Au niveau du tiers supérieur de cette portion de l'intestin, tout près de son bord externe, dans l'angle que celui-ci forme par son adossement au péritoine pariétal postérieur, grattons légèrement, de la pointe du bistouri tenu de côté, les petits plis irréguliers que fait la séreuse pariétale. Du doigt repoussons l'intestin en dedans, nous insinuant derrière lui, comme pour le faire rouler de dehors en dedans : bientôt nous trouvons le plan de clivage naturel avasculaire; côlon et méso-côlon se laissent décoller le plus facilement du monde du péritoine pariétal primitif.

Nous poursuivons ce décollement de haut en bas. Nous arrivons à la hauteur de l'épine iliaque antérieure et supérieure, au niveau du bord supérieur de la lame fibro-séreuse précolique, la séparation s'exécute toujours sans encombre. Laissant subsister ce pseudo-ligament latéro-colique externe (v. fig. 42) qui nous bride en dehors, notre doigt s'enfonce et arrive, séreuse derrière, côlon dans son méso devant, jusqu'au trajet inguinal.

Ainsi, quoiqu'il en semble, le côlon ascendant et son méso sont restés indubitablement en avant de la séreuse pariétale. Celle-ci que nous avons isolée des muscles de la paroi en arrière, du côlon et du méso-côlon en avant, nous apparaît régulière, continue jusqu'à l'anneau inguinal. Nous allons la retrouver telle quelle dans le scrotum.

L'un de nous tend les bords du sac herniaire ouvert tout à l'heure. L'autre, soutenant de la main gauche le scrotum, et faisant effort comme pour éverser le fond du sac, gratte de la pointe du bistouri l'angle externe de la cavité sacculaire à la partie toute supérieure, immédiatement en dehors du côlon ascendant hernié dont le contour a été exactement reconnu. Le plan de clivage s'ouvre aux doigts. De très fins plis du péritoine saillent et résistent, ils sont incisés, éraillés plutôt; et très facilement, très régulièrement s'opère le décollement du côlon, et de haut en bas, de proche en proche, celui du cæcum. Le décollement de l'iléon terminal est certainement plus malaisé. Il existe sur son pourtour quelques adhérences peut-être inflammatoires, sur lesquelles il faut très légèrement

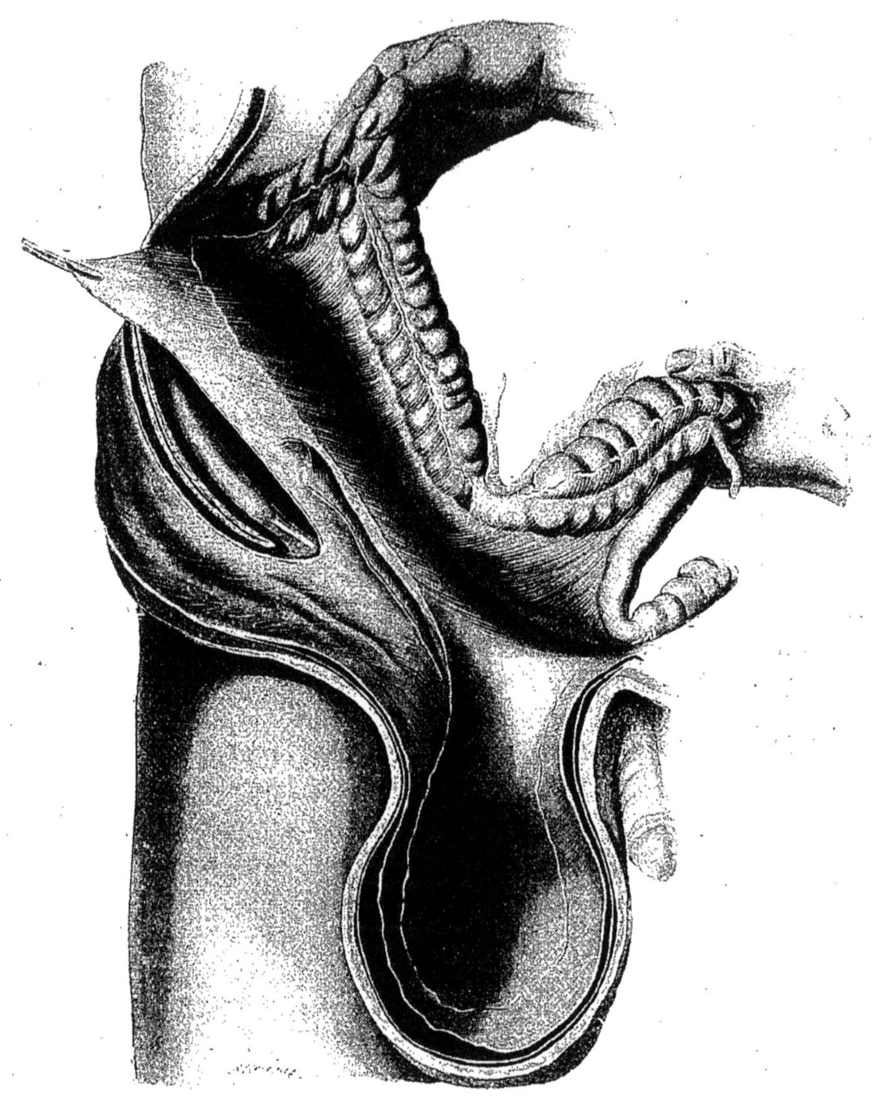

Fig. 43. — Les incisions abdominales et scrotales ont été réunies. L'anse iléo-cæco-colique avec son méso, après section du ligament latéro-colique externe, a été décollée méthodiquement de la séreuse pariétale postérieure et du feuillet postérieur du sac. On a sous les yeux la continuité du péritoine hernié avec le péritoine pariétal postérieur de l'abdomen; le côlon, le cæcum, l'iléon apparaissent revêtus de leur séreuse intacte en continuité avec les feuillets du mésentère terminal et du méso-côlon initial.

passer le bistouri. Bientôt nous mobilisons toute l'anse iléo-cæco-colique herniée.

L'appendice seul tient encore en avant, sous-jacent à un reflet de la lame séreuse pré-cæcale. Plutôt que de le décoller, nous le coupons entre deux ligatures.

Le méso tendu entre l'iléon, le cæcum et le côlon adhère encore au plan profond.

Nous le décollons progressivement, plus facilement dans la partie colique bien étalée, que dans sa partie iléale un peu froncée. A son tour il est séparé sans dommage du plan fibro-séreux sous-jacent, et nous pouvons à présent relever tout le segment intestinal hernié, méso compris (v. fig. 42).

Au-dessous apparaît un feuillet fibro-séreux régulier, continu avec le feuillet antérieur du sac. Celui-ci n'était pas incomplet, mais tout à l'heure

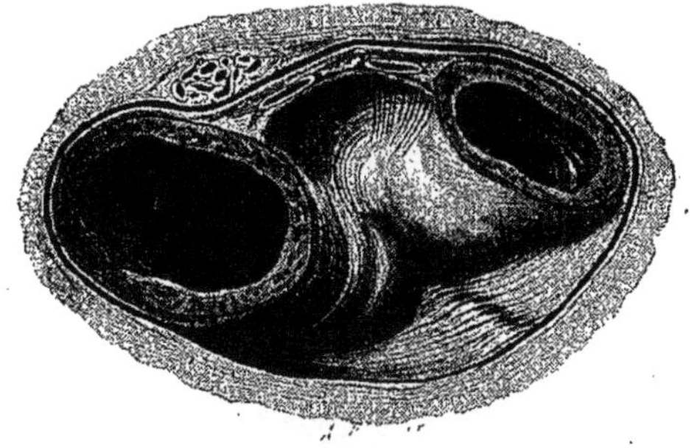

Fig. 44. — Coupe demi-schématique de la hernie. Elle montre les rapports véritables de l'anse herniée avec le sac. On remarquera que même le fond du cæcum et l'appendice sont adhérents. Le sac complet est représenté par un trait noir. Entre les deux segments de l'anse, coupe du méso et des vaisseaux y contenus.

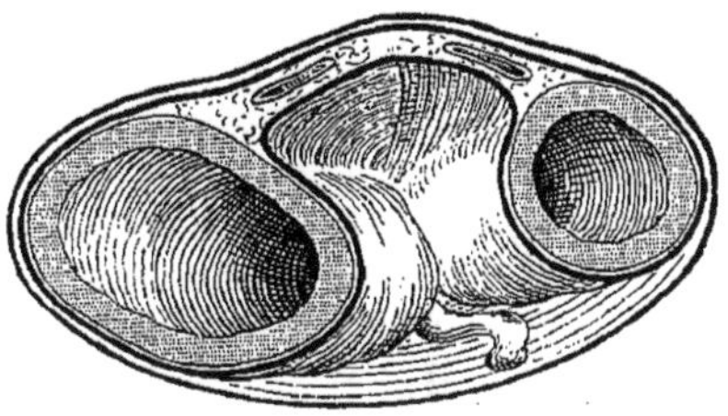

Fig. 45. — Schéma de la figure 44. — Montrant le sac complet enveloppant l'anse iléo-colique herniée munie de sa séreuse viscérale complète, mais unie à la paroi postérieure du sac par un fascia d'accolement.

nous le voyions incomplètement. Ses deux tiers postérieurs étaient cachés par l'anse iléo-cæco-colique appliquée dessus.

Ce feuillet postérieur du sac est en continuité avec le péritoine pariétal postérieur. En effet, si de l'abdomen nous avançons le doigt derrière le péritoine pariétal postérieur décollé, progressant de haut en bas, nous arrivons dans le scrotum, derrière ce feuillet postérieur du sac (v. fig. 42).

Nous allons suivre, plus complètement encore, le trajet de la séreuse, allant de l'abdomen au sac.

Pour cela nous incisons toute la paroi abdominale restée intacte entre notre incision abdominale et l'incision scrotale. Nous transformons si l'on veut notre laparotomie, et notre herniotomie, en une longue hernio-laparotomie. Nous incisons sur le bord du côlon ascendant ce pseudo-ligament pariéto-colique externe que nous avons décrit, et nous procédons au décollement méthodique du segment de côlon ascendant resté fixé au péritoine pariétal postérieur. C'est bientôt fait, et nous avons sous les yeux, dans sa continuité, tout le péritoine pariétal postérieur de l'abdomen jusqu'au fond du sac. Le côlon et le méso-côlon, rendus à leur mobilité originelles, nous permettent de voir le sac herniaire dans son intégrité.

Le côlon, le cœcum, l'iléon nous apparaissent bien revêtus de leur séreuse intacte en continuité directe avec les feuillets du mésentère terminal et du méso-côlon initial. Pour écarter le moindre doute, nous attaquons cette séreuse au niveau du cæcum et nous la disséquons de la musculeuse. Cette dissection est très difficile, on rencontre chemin faisant des vaisseaux perforants qu'il faut couper. C'est la manœuvre même que tenterait un chirurgien non prévenu prenant pour le feuillet postérieur du sac la séreuse épaissie précæcale et essayant de la séparer de l'intestin sous-jacent.

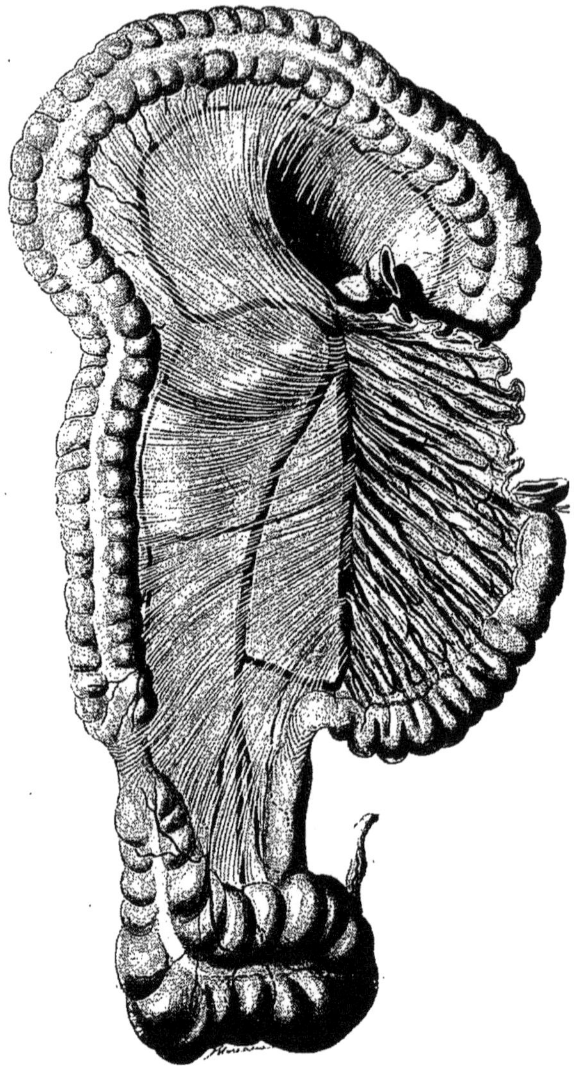

Cheminant tant bien que mal dans la sous-séreuse, nous entrons bientôt entre les deux feuillets du méso-côlon.

C'est la preuve, par l'absurde pourrait-on dire, de ce qui nous apparaissait déjà clairement tout à l'heure.

Le sac est complet, l'anse iléo-cæco-colique entièrement revêtue de péritoine viscéral, en continuité avec les mésos respectifs, était venue adhérer au-devant du feuillet postérieur du sac.

Fig. 46. — Vue d'ensemble de l'anse herniée, de ses rapports de continuité avec l'anse iléo-colique, et des vaisseaux, après libération complète.

Restaient plusieurs détails à examiner.

Le côlon ascendant est très long, il mesure 29 centimètres (longueur normale : 12, 15, 19 centimètres au plus); le cæcum en croissant est de dimensions sensiblement normales.

Les vaisseaux de l'anse herniée présentent une disposition remarquable (v. fig. 46). L'anastomose entre l'artère iléo-cæcale et la terminaison de l'artère mésentérique supérieure se trouve loin de la portion terminale de l'iléon : elle n'a pas pénétré dans le sac herniaire.

Le méso paraît étiré, et aussi les vaisseaux. Aux points qui correspondent à la portion rétrécie du canal inguinal, les anastomoses juxta-intestinales sont amincies à l'extrême ou même ont disparu.

Nous cherchons ensuite le testicule, au-dessous de la paroi postérieure du sac. Nous trouvons les vaisseaux spermatiques, puis le canal déférent. Ceux-ci soulèvent la séreuse herniée, s'en entourant comme l'intestin s'entoure d'un méso. Ce pourrait être pour le dégagement de la partie postérieure du sac une sérieuse difficulté. A la partie inférieure du scrotum, ces organes dissociés amincis se perdent dans une masse scléreuse aplatie. Il est impossible macroscopiquement de retrouver dans cette masse étalée, sans contours nets, aucune ressemblance avec le testicule. Avant de se perdre dans ce vestige atrophié, le canal déférent se tord trois ou quatre fois sur lui-même en vrille.

Du côté gauche l'examen de la cavité abdominale nous montre une anse pelvienne basse, mais fixée par adhérence au péritoine pariétal (v. fig. 41). Le trajet inguinal est large. A l'orifice superficiel est une masse lipomateuse qui se continue dans le canal par un tractus fibro-graisseux du volume du petit doigt. Celui-ci vient adhérer à l'angle de la vessie amenée ainsi jusqu'à l'orifice interne du canal inguinal. C'est la disposition indiquée par Monod et Delagenière comme préparatoire à la formation d'une hernie de la vessie.

Le côlon transverse est en place. Les angles sous-hépatique et splénique des côlons ne sont point abaissés.

L'examen des autres organes ne nous révèle rien de notable. Il n'y a, en particulier, ni ptoses, ni déviations vasculaires quelconques.

Parce qu'il s'agissait d'une dissection nécropsique, les recherches ont pu être conduites librement, avec tout le temps nécessaire. Une opération, nécessairement rapide et limitée dans ses investigations, eût été moins probante.

Nous pouvons donc maintenant discuter la signification réelle des termes classiques de hernie à sac complet, hernie à sac incomplet, hernie sans sac.

Ce sont à notre avis des expressions qu'il ne faut pas conserver. Elles sont obscures et inexactes. Ne vaut-il pas mieux dire : hernie du gros intestin non adhérent, hernie du gros intestin partiellement adhérent, et hernie du gros intestin totalement adhérent? Il s'agit bien entendu d'adhérences naturelles, embryologiques, et non d'adhérences inflammatoires.

V. — HERNIES DANS LESQUELLES LE GROS INTESTIN N'EST PAS ADHÉRENT.

Il s'agit souvent alors de hernies réductibles, et, lors de la kélotomie, on trouvera un sac vide. Il faut, ou bien que la hernie s'étrangle, ou bien que le hasard d'une poussée, d'un effort intempestif du malade au cours de l'opération fasse apparaître ou le cæcum, ou l'appendice, ou l'S iliaque, ou un appendice graisseux, pour qu'on puisse affirmer quel est l'hôte habituel du sac herniaire.

Il est donc difficile de connaître le degré de fréquence de l'adhérence. Koch[1] sur 137 cas de hernies du cæcum peut en compter 108 sans adhérences et 29 avec adhérences ; ce qu'il appelle hernies intra et extra sacculaires.

Renault donne les chiffres suivants :

Sur 22 hernies du cæcum à droite, adhérence	8	fois
2 hernies du cæcum à gauche, adhérence	2	—
4 hernies du côlon gauche, adhérence	2	—

L'intestin n'adhère pas au sac dans les hernies du côlon transverse. Celui-ci en effet ne s'accole pas dans l'abdomen au péritoine pariétal.

Le côlon pelvien n'adhère pas toujours, Mérigot de Treigny dit presque jamais.

Pour lui, à gauche, le côlon descendant seul peut prendre adhérence, et c'est d'ailleurs par là qu'il reconnaît le côlon. Cette pétition est peut-être trop absolue. Le processus d'adhérence n'a pas des limites si précises.

Sans doute l'anse pelvienne ne s'accolera pas toujours, mais elle peut trouver dans la hernie des conditions plus favorables de fixation que dans l'abdomen.

Le gros intestin libre dans une hernie peut y subir des déplacements, des torsions, et même du volvulus : volvulus du cæcum dans une hernie ombilicale contenant en outre le côlon transverse comme dans le cas de Kuttner[2], volvulus du cæcum, du côlon ascendant et du côlon transverse dans une hernie inguinale comme dans le cas de Mauclaire[3].

Le sac libre peut présenter diverses modalités qui ne diffèrent pas du reste de celle qu'il affecte dans les hernies en général. On peut observer des rétrécissements, des collets multiples (Dunlop[4], Cloquet[5]), un diverti-

1. Koch. *Die Entwicklungsgeschichte der Dickdrambrüche.* Dorpat, 1899.
2. Kuttner. *Société de Chirurgie de Breslau*, 13 Décembre 1909, in *Centralbl. für Chirurg.*, Décembre 1909, n° 52.
3. Mauclaire. *Bull. et Mém. de la Soc. de Chirurgie de Paris*, 3 Mai 1910, t. XXXVI, p. 448.
4. Dunlop. Hernie inguinale du cæcum. *The Lancet*, 1879, t. 1, p. 193.
5. Cloquet. *Musée Dupuytren*, n° 233.

cule (Léjard[1], Bucquoy[2]). La hernie peut être inguino-interstitielle ou inguino-propéritonéale. Enfin on a signalé le gros intestin dans une hernie enkystée de la tunique vaginale (Baumgartner[3]).

L'intestin est encore *libre* dans une autre catégorie de hernies assez peu fréquente du reste, *les hernies par ptose.* Nous pensons qu'il y a lieu de distinguer absolument cette variété de hernies.

La ptose se fait par étirement secondaire des attaches péritonéales, par élongation des mésos après fixation normale. Dans ces conditions la masse intestinale ptosée peut venir occuper le sac d'une hernie de faiblesse, mais les surfaces du gros intestin destinées à l'accolement ne sont pas libres : elles sont déjà accolées au péritoine pariétal. Il en résulte que dans ces hernies par ptose le gros intestin ne peut adhérer dans le sac herniaire.

Sauf les cas d'adhérences inflammatoires nettement reconnaissables à leur aspect et à leur irrégularité, le gros intestin dans les hernies par ptose est *libre* dans le sac herniaire. C'est là un caractère différentiel de la plus haute importance. A lui seul, dans certaines hernies du gros intestin, il nous permet de distinguer la hernie par ptose de la hernie dite par glissement. Il s'agit alors le plus souvent d'une hernie *volumineuse* dont le contenu a perdu droit de domicile. L'irréductibilité si fréquente dans ces cas spéciaux tient au volume même de la hernie. Qu'on lise à ce point de vue les observations de Leroux[4], de Reverdin[5], de Lieber[6], d'Alexandre[7] et de Herbert[8], nous y retrouvons ces trois caractères essentiels de la hernie par ptose : volume de la hernie, contenu complexe, et gros intestin libre dans le sac. On voit encore par ses faits que le gros intestin n'adhère pas dans un sac herniaire, *ni nécessairement, ni indifféremment*; il faut une condition essentielle à la coalescence : une surface de sa paroi demeurée libre mais virtuellement accolable par propriété embryologique.

En d'autres termes, le gros intestin ne peut adhérer deux fois au péritoine pariétal. S'il est accolé normalement en cavité abdominale, et que, sous l'influence d'une ptose, il s'abaisse dans un sac herniaire, en élongeant le péritoine pariétal auquel il adhère, il ne peut à nouveau adhérer au péritoine constituant le sac et il reste libre. Mais cette disposition est

1. Léjard. Hernie inguinale droite congénitale. *Bull. et Mémoires de la Soc. Anat.* Paris, 1885, Janvier, p. 58.

2. Bucquoy. Hernie crurale droite irréductible du cæcum et de l'épiploon. *Bull. et Mém. de la Soc. Anat.* Paris, 1885, t. XXX, p. 261.

3. Baumgartner. Thèse citée. Obs. IV, p. 65.

4. Leroux. Grosse hernie ing. *Revue mensuelle de Chirurgie*, 10 Mai 1880, p. 370.

5. Reverdin. Hernie inguinale du cæcum et du côlon. *Rev. Méd. Suisse Romande*, Avril 1885, V. p. 237.

6. Lieber. Hernie inguinale volumineuse contenant une grande partie du côlon. *Litterar. annal. der gesammten Heilkunde*, 1827, in *Archiv. gén. de Méd.* 1828, p. 439.

7. Alexandre. Hernie inguinale gauche énorme contenant une grande portion du gros intestin. *Bull. et Mém. de la Soc. Anat.* 8 Octobre 1886, p. 593.

8. Herbert. Enorme hernie inguinale gauche. *Med. Times and gazette*, 1878, t. II, p. 48.

exceptionnelle, les conditions requises à sa formation étant elles-mêmes exceptionnelles. Si nous insistons sur ce point, c'est qu'il importe de distinguer cette élongation du péritoine pariétal avec un glissement qui serait une translation en masse du péritoine pariétal sur le tissu cellulaire rétro-séreux.

Hernies dans lesquelles le gros intestin est adhérent.

Le degré d'adhérence de l'intestin au sac peut varier dans de grandes proportions,

Il arrive que le gros intestin soit libre d'adhérences dans le sac même, tandis qu'il est fixé au péritoine dans le canal inguinal, ou plus haut encore au niveau de l'orifice inguinal profond et au-dessus. La réduction peut être gênée par ces adhérences. Comment expliquer ces adhérences partielles avec la théorie du glissement.

N'est-ce pas là, au contraire, la preuve indéniable de la mobilité anormale du côlon hernié. Le Pr Hartmann[1] a rapporté un cas très intéressant de ce genre.

La hernie contenait la fin du côlon ascendant qui n'était fixé au sac par aucune adhérence. L'adhérence ne commençait que plus haut. Richet[2] a publié aussi une observation où la même disposition est notée.

Si l'adhérence a gagné le segment hernié, elle fixe le gros intestin, anse ileo-cæcale ou côlon pelvien, à la paroi postérieure du sac.

Il peut se faire que l'adhérence soit peu large, le contact de l'intestin et du sac étant seulement tangentiels.

Le méso iléo-cæcal n'a pas pris de rapport intime avec le sac. Si l'on vient à tirer sur l'intestin, sur le cæcum par exemple, la zone adhérente de la paroi postérieure du sac se soulève. Un opérateur non prévenu peut croire qu'il s'agit d'un méso, du méso renfermant les vaisseaux. Dans cette erreur il opérera sans doute le décollement intestinal sans trouver le bon plan de clivage. Le véritable méso iléo-cæcal est en dedans, il continue le mésentère. Il apporte, entre deux lames de péritoine, les artères cæcales antérieure et postérieure. C'est lui qui porte les vaisseaux, c'est lui qu'il ne faut pas déchirer.

L' « adhérence charnue naturelle » postérieure n'est pas un méso, c'est un fascia d'accolement qu'on peut dédoubler en passant par un plan de clivage naturel et avasculaire, facile à trouver.

1. H. Hartmann. Hernie inguinale ancienne. *Bull. et Mém. de la Soc. Anat. de Paris*, 1883, 26 Octobre, p. 594.

2. Richet. Hernie inguinale droite du cæcum. *Bull. et Mém. de la Société de Chirurgie*, 1er Février 1860, in *Gaz. des Hôpitaux*, 1860, p. 76.

Si le contact de l'intestin avec la paroi concave du sac est plus étendu, l'accolement peut occuper la demi-circonférence postérieure de l'intestin et même son bord externe. Le méso est adhérent lui aussi. C'est dans ces cas-là qu'on a pu croire l'intestin en partie hors du sac; qu'on a pu imaginer le dédoublement du méso laissant échapper l'intestin dans le tissu cellulaire sous-péritonéal par écartement de ses feuillets.

Certaines portions peuvent échapper à cet accolement. C'est le fond du cæcum, diverticule qui reste longtemps libre; c'est le sommet de l'anse pelvienne du côlon. Mais le processus est progressif. Quand on opère de telles hernies on voit parfois que la partie du gros intestin encore libre, mais qui fait suite à la partie accolée, a une séreuse de couleur spéciale, un peu pâle, jaunâtre. Sur les bords de l'intestin se tendent de petits tractus fins, transparents, les uns glutineux sans résistance, les autres plus denses, plus fibreux. Cet aspect-là, c'est celui que présentent sur le fœtus à terme les côlons en train de se fixer. C'est le processus d'accolement naturel progressif pris sur le fait.

Un degré de plus et toute la paroi postérieure et les bords de l'anse herniée seront adhérentes.

Les bords seront ré unis par de fins tractus, ou par une lame plus ou moins régulière au bord du sac. Et il ne s'agit pas d'adhérences inflammatoires : *On trouve le gros intestin fixé dans le sac à peu près comme on le trouverait fixé dans le ventre chez un sujet normal.*

Mais souvent il existe une hernie de l'intestin grêle. En plus des derniers centimètres de l'iléon qui presque constamment tombent dans le sac avec le cæcum, nous avons vu que dans les hernies adhérentes, ne disons plus à sac incomplet, on trouve une ou plusieurs anses grêles. Ces anses sont mobiles, réductibles en général; elles jouent au-devant du gros intestin fixé. Aussi sur la face antérieure de celui-ci on constatera un épaississement de la séreuse. Un voile membraneux paraît recouvrir la face antérieure du cæcum ou de l'S iliaque herniés et adhérents, voile membraneux que bien des auteurs ont pris pour le péritoine pariétal postérieur, c'est-à-dire pour la paroi postérieure du sac.

Imaginons alors ce que peut être un isolement du sac compris à la manière classique. C'est isoler une cavité comprise entre le feuillet antérieur du sac en avant et la séreuse préintestinale artificiellement séparée de l'organe auquel elle appartient. Aussi une telle manœuvre est impossible, tandis qu'il est possible de reconstituer le véritable sac par une dissection attentive, en décollant l'intestin adhérant au-devant de la paroi postérieure du sac.

Le sac herniaire n'est donc pas seulement cette petite cavité qui se trouve en avant du gros intestin, et où jouent des anses grêles. Il est plus étendu. Il enveloppe tout l'intestin hernié. L'adhérence du gros intestin dissimule une partie de sa cavité, mais cette anse iléo-colique ou sigmoïde peut être détachée facilement, et on constatera alors, levée l'adhérence naturelle, que le sac est complet, enfermant le gros intestin avec le grêle.

Que la péritonite plastique, distrophique ou inflammatoire détermine des adhérences entre l'intestin et le feuillet antérieur du sac, et on pourra trouver l'apparence d'une hernie sans sac.

Les quelques cas observés de « hernies dites sans sac » du cæcum peuvent s'expliquer ainsi :

1° Par bascule du segment cæco-colique, le côlon ascendant, postérieur, adhère au feuillet postérieur du sac, et à son fond ; le cæcum, anté-courbé fond en haut, adhère par sa face postérieure au feuillet antérieur du sac. Il s'agit d'adhérence naturelle intéressant la face postérieure de l'intestin :

2° Par une adhérence naturelle au feuillet postérieur du sac et par adhérence inflammatoire au feuillet antérieur.

La première adhérence représente celle qui se fait normalement dans l'abdomen chez l'individu normal ; la seconde est un processus surajouté, rare, mais explicable par ce que nous savons des phénomènes de péritonite plastique dans les hernies du gros intestin.

Adhérences inflammatoires.

Il n'est donc pas rare de voir se surajouter à l'adhérence charnue naturelle, qui est essentiellement une adhérence anatomique, des adhérences inflammatoires, pathologiques.

Capricieuses et inconstantes, celles-ci se présentent néanmoins, dans un grand nombre de cas, sous un aspect caractéristique que nous avons retrouvé dans notre observation et que nous avons minutieusement décrit. Les figures déjà publiées et les observations antérieures nous ont convaincus de leur fréquence, mais ici encore l'interprétation qui en a été faite a donné lieu à des erreurs dont la plus grave a été incontestablement de faire décrire des cæcums rétro-péritonéaux qui n'étaient, à coup sûr, que des cæcums rétro-adhérentiels.

Et de fait *la lame d'adhérence* à laquelle nous faisons allusion n'est pas seulement sacculaire, mais on la trouve également dans l'abdomen en continuité parfaite avec la lame d'adhérence du sac, elle est hernio-abdominale. Quénu et Heitz-Boyer[1] disent très justement au sujet du cæcum : « Mais il est d'autres coalescences ; celles qui peuvent être appelées pa- « thologiques et qui succèdent à toutes les causes possibles d'adhérences « péritonitiques... un cæcum qui n'a pas de péritoine derrière lui n'est « peut-être qu'un cæcum enflammé autrefois au voisinage d'une appendicite

1. Quénu et Heitz-Boyer. *Loc. cit.*

« et qui est devenu rétro-péritonéal du fait des adhérences formées entre « sa face postérieure et le péritoine pariétal. » On peut en dire autant et plus du cæcum et de tout segment du gros intestin herniés.

Il s'agit en effet de péritonite plastique qui crée des lames fibreuses, des ligaments anormaux, des brides jetées de l'intestin grêle au gros intestin, du gros intestin au méso ou au sac.

Dans notre observation, une lame fibro-séreuse néoformée appliquait étroitement toute l'anse iléo-colique, et même l'appendice contre la paroi postérieure du sac.

L'existence de cette lame fibro-péritonéale plastique, qui doit son existence tant au plissement du mésentère à l'étroit, qu'au frottement répété des anses grêles à sa surface, n'a pas peu contribué à faire croire à un sac incomplet et à la situation rétro-péritonéale du gros intestin hernié.

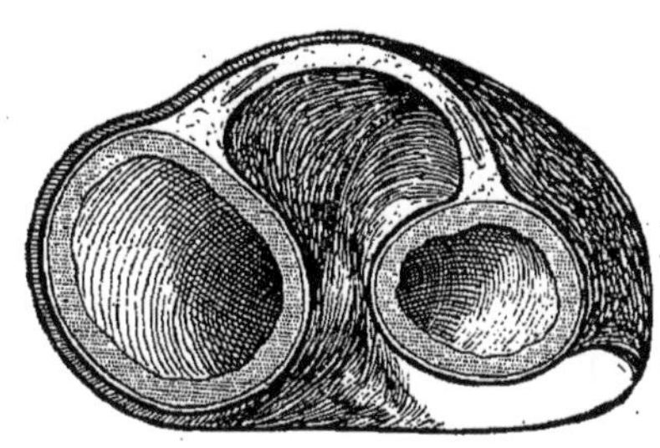

Fig. 47. — Coupe d'une hernie de l'anse iléo-cæco-colique avec processus inflammatoire. On peut distinguer néanmoins le sac complet autour de la hernie, le fascia d'accolement entre la paroi du sac et l'anse, enfin une lame fibro-séreuse de péritonite plastique devant l'intestin.

La présence de l'appendice lui-même derrière un feuillet séreux eût dû éclairer sur la signification de ce feuillet séreux. On a été pourtant jusqu'à décrire un « développement hétérotopique » de l'appendice pour expliquer une situation en apparence rétro-péritonéale.

Le décollement systématique du fascia d'accolement permet de faire justice de cette erreur, en rétablissant la continuité *absolue* du sac herniaire, et en rendant au cœcum et à l'appendice leur mobilité complète.

Il peut être nécessaire, comme on peut le voir sur notre fig. 45, de sectionner jusque dans l'abdomen le bord externe d'une lame néoformée, pour pratiquer, au cours d'une hernio-laparotomie, le décollement de l'anse iléo-colique et de son méso, d'avec le péritoine pariétal. On n'y trouvera pas de vaisseaux.

Position du gros intestin.

Jusqu'ici nous avons supposé pour plus de clarté que le gros intestin descendait toujours de la même façon dans la hernie, et que l'adhérence s'y faisait toujours de manière identique. Il y a des exceptions, le cæcum particulièrement y met quelque fantaisie.

Nous avons déjà longuement parlé de la position basculée, à propos du mécanisme. Notre maître Tuffier, puis Jaboulay et ses élèves, ont insisté sur son mode de production. Jaboulay a imaginé, pour réduire ces hernies, un procédé spécial très ingénieux. Dans ces cas le cæcum apparaît à l'opérateur tête en bas, fond en l'air.

C'est en réalité l'angle cæco-colique qui forme la tête de la hernie.

C'est parfois cette portion qui, d'une anse iléo-colique mobile, s'est présentée la première. Ou bien la terminaison de l'iléon s'étant fixée alors que le côlon ascendant trop long demeurait flottant, ce dernier a, dans une grande longueur, pénétré dans le sac herniaire, entraînant en bas la tête du cæcum. Ce dernier maintenu par l'abouchement iléo-cæcal a dû basculer.

Le plus souvent, le cæcum basculé décrit une courbe concave en haut et en dedans, mais on l'a signalé formant un fer à cheval ouvert en haut et en avant, ou bien ouvert en haut et en arrière avec portion du sac libre située en arrière du côlon (Bœckel[1]).

S'agit-il de rotation, de volvulus herniaire? Non. Ces situations anormales pourraient nous étonner si nous ne savions pas que le cæcum peut prendre toutes ces mêmes positions dans l'abdomen, chez un sujet qui n'a pas de hernie, et qui paraît normal.

L'anse iléo-colique s'accommode comme elle peut dans le sac herniaire, comme elle le fait dans l'abdomen.

Mais ces faits doivent être retenus. Ils doivent rendre l'opérateur très circonspect. Le méso iléo-colique, le méso-côlon pelvien doivent être respectés ; il faut donc le reconnaître avant de pratiquer le décollement libérateur de l'anse herniée.

Il aborde l'anse herniée par son bord concave, en règle générale. Mais si l'anse est en position anormale, tordue, basculée, le trouvera-t-on facilement?

C'est pour cela que nous conseillerons la hernio-laparotomie dans tous les cas complexes, pour permettre à l'opérateur de s'y reconnaître, de procéder de l'abdomen à la hernie, des régions anatomiques aux régions pathologiques, du simple au compliqué.

L'intestin lui-même présente souvent des altérations très nettes.

Au niveau du collet, sur les deux branches de l'anse herniée, on voit souvent un rétrécissement par compression ; si la hernie est ancienne le rétrécissement fibreux peut être très accusé. Il l'était sur notre sujet, portant la dernière anse grêle et sur le côlon ascendant (V. fig. 46).

Ces rétrécissements chroniques sont bien connus. Déjà, en 1768, Ritsch, cité par Scarpa, en signalait. Guignard[2] leur a consacré sa thèse, Richet[3]

1. Bœckel. Cité par Hédrich. Hernies inguinales du cæcum à gauche. *Gaz. Méd. de Strasbourg*, 1898, p. 121 à 123.

2. Cf. Thèse de Guignard, Paris, 1846. *Rétrécissement de l'intestin dans les Hernies.* Cas de Pelletan, Cruveilhier, Boyer, Maunoury, etc.

3. Richet. *Soc. de Chirurgie de Paris*, 1er Février 1860.

en a noté d'intéressants, et Boiffin[1] y insiste dans sa thèse d'agrégation.

L'anse herniée, dans les cas anciens, peut présenter, en dehors de toute complication nette, de graves altérations. Elle se congestionne, s'œdématise. La muqueuse paraît rouge, boursoufflée, avec de gros plis et des valvules hypertrophiées. La musculeuse hypertrophiée, toujours au-dessus de la hernie, s'hypertrophie dans le sac, puis dégénère.

La sous-séreuse s'infiltre de graisse. La séreuse se dépolit, s'épaissit. Les appendices épiploïques peuvent prendre un développement énorme, constituer de volumineux lipomes intra-herniaires adhérents. H. Hartmann a bien montré le rôle adjuvant de ces déformations dans l'irréductibilité de certaines hernies.

Parfois on trouve, dans l'épaisseur des parois, des hémorragies interstitielles, au niveau de la muqueuse, des ulcérations. Et ainsi s'expliquent les péritonites herniaires.

Du fait de ces modifications de l'intestin, l'indication de sa résection pourra être posée.

Rapports des vaisseaux nourriciers de l'anse herniée.

Il nous paraît important de préciser le siège des vaisseaux allant au gros intestin adhérent.

On dit généralement que « les vaisseaux cheminent derrière le péritoine du sac ou derrière la partie extra-péritonéale de l'anse intestinale herniée ». Il résulte, de ce que nouss avons de la véritable position du gros intestin hernié, que les vaisseaux à lui destinés ne lui arrivent pas en passant derrière le péritoine. Ils lui arrivent entre deux lames d'un méso-côlon en continuité avec le mésentère. S'il s'agit de l'anse iléo-colique par exemple, l'artère iléo-colique, qui donnera les artères cæcales, l'appendiculaire, et la récurrente iléale, est fille de l'artère mésentérique supérieure et, comme elle, est comprise entre les deux feuillets d'un méso.

Ce méso adhère au péritoine pariétal postérieur, il adhère au feuillet postérieur du sac, mais il subsiste dans son intégrité, et on peut lui rendre facilement sa mobilité.

On le trouvera ce méso, froncé, adhérent en partie ou en totalité; épaissi par œdème, par des modifications plastiques, dans la concavité de l'anse herniée. Et si l'on a su décoller l'intestin dans le bon plan de clivage, sans déchirer son enveloppe séreuse, on pourra poursuivre le décollement derrière le méso sans trop de crainte.

Les modifications plastiques qui se passent à l'intérieur du sac peuvent agir sur le méso incarcéré. Cette méso-colite scléreuse et rétractile

1. BOIFFIN Thèse citée.

peut rapprocher les deux branches de l'anse herniée, les juxtaposer et même les accoler. Il faut connaître cette disposition qui est la cause *d'engorgement, d'obstruction, même après réduction, si celle-ci a été effectuée en masse.*

Richet[1] a rapporté une observation très intéressante de cet ordre d'accident, la voici résumée :

« Homme de 60 ans, hernie inguinale droite datant de 20 ans, habituellement bien maintenue par un bandage. Le malade ayant abandonné son bandage 8 jours, la hernie s'étrangle. Réduction en ville après de grands efforts.

Persistance des accidents. M. Richet voit le malade le soir même et décide l'opération.

Kélotomie; le sac est vide. L'introduction du doigt par la plaie fait constater l'absence du cæcum à son siège normal. On renonce à faire un anus contre nature, les diverses anses d'intestin grêle attirées à travers la plaie étant toutes vides et rétractées. Mort en 48 heures.

Autopsie. — Péritonite. « Le cæcum est placé dans l'hypochondre gauche au-devant de l'estomac et de la rate et couché sur le côlon transverse, le côlon ascendant est resté en place maintenu par son méso-côlon, de telle sorte que le cæcum ainsi porté dans l'hypochondre gauche et énormément distendu (volume de l'estomac après un repas copieux) est coudé à angle aigu sur le côlon ascendant. Au point où existait cette inflexion du cæcum la distension des parois de cet intestin cessait brusquement, de telle sorte qu'il était facile de comprendre et de voir qu'il s'était fait là un arrêt des matières, augmenté encore par la pression que les anses d'intestin grêle exerçaient sur l'angle de réunion du cæcum et du côlon ascendant. Le cæcum pouvait bien contenir deux litres de matières fécales délayées; ses parois étaient rouges et épaissies et *en certains points présentaient des traces d'une constriction comme circulaire*; là les tuniques étaient tellement amincies qu'il n'aurait pas tardé à se faire plusieurs perforations; aucune cependant ne fut constatée. » Le cæcum n'était nullement fixé, et on pouvait le replacer facilement. « Il était alors facile de voir que le cæcum ne devait cette extrême facilité de déplacement qu'à l'absence du méso-cæcum et qu'on pouvait ainsi l'amener jusqu'au fond du scrotum. Or, comme aucune autre partie d'intestin ne portait de traces des strictions, que le cæcum au contraire en offrait de manifestes, il devient évident que c'est bien lui qui avait été étranglé dans la hernie, puis rejeté par une réduction violente dans l'hypochondre gauche où il était resté. » L'absence de distension de l'intestin grêle s'explique par l'accumulation des liquides et des gaz enfermés dans le cæcum par la valvule de Bauhin. »

1. Richet. Communication à la Société de Chirurgie, séance du 1er Février 1860.

SYMPTOMES ET DIAGNOSTIC

Nous ne prétendons point traiter dans ce chapitre de toutes les variétés possibles de hernies du gros intestin, nous aurons en vue les plus fréquentes, les hernies inguinales et les hernies crurales. Il est rare que le diagnostic de hernie du gros intestin soit fermement posé avant l'opération. Et quand il s'agit de hernies adhérentes, c'est dommage, car il peut s'ensuivre une incision maladroite du sac et une blessure de l'intestin.

Nous passerons en revue les particularités propres à ces hernies, laissant de côté, dans cet exposé, les hernies de l'appendice seul, qui méritent une étude particulière.

Début. — Les hernies du gros intestin apparaissent souvent dès la naissance ou peu de temps après. En général il s'agit de l'anse iléo-colique, elle franchit en une seule étape toute l'étendue du canal vagino-péritonéal.

Chez l'adulte, le début peut être brusque, nous l'avons signalé dans notre pathogénie, y insistant pour établir la nécessité en pareil cas de la mobilité persistante du gros intestin. D'autres fois le début est mal observé par le patient, et le développement est progressif.

Le *volume* de la hernie est toujours considérable.

Chez le nourrisson, la tumeur est souvent signalée comme une tumeur ovoïde, grosse comme un petit œuf, comme une mandarine ; et c'est énorme par rapport à la taille de l'enfant.

Chez l'adulte, ce sont des tumeurs grosses comme les deux poings, comme une tête de fœtus, comme une tête d'adulte. Leur forme est variable, ovoïde, piriforme. Parfois elles sont bilobées.

Le collet est en général large, le pédicule volumineux.

Au palper, la consistance n'est pas homogène. Certains auteurs disent avoir pu reconnaître sous des téguments la forme du gros intestin, c'est ainsi que Trèves, sur une femme de 56 ans, très amaigrie, dit avoir senti facilement le cæcum et l'appendice engagés dans une hernie crurale au niveau de laquelle la peau était très amincie.

Une constatation aussi nette est exceptionnelle ; mais très souvent on a la sensation d'une tumeur irrégulière, bosselée; parfois des indurations sont perçues : nettement limitées, elles sont dues aux appendices épiploïques (Terrier, Mérigot de Treigny).

Depuis Scarpa, divers auteurs répètent qu'on peut, dans certains cas de hernies inguinales ou crurales, constater, par la palpation des flancs, l'absence du gros intestin. Ce signe ne pourrait s'expliquer que si le gros intestin était contenu en totalité dans la hernie. Il reste toujours du côlon ascendant ou descendant dans les flancs. Peut-être dans les hernies du cæcum peut-on apprécier au palper et par la percussion le petit volume du côlon ascendant qui occupe la fosse iliaque. C'est de cette façon qu'il faut comprendre le signe de Scarpa.

Il est un symptôme qui, joint à ceux que nous venons d'énumérer, indique comme très probable la présence du gros intestin dans le sac : c'est l'*irréductibilité*, en dehors de tout phénomène d'engouement ou d'étranglement.

Rarement l'irréductibilité existe d'emblée. Quand on lit attentivement les observations les plus explicites, il ressort que pendant toute l'enfance, pendant des mois, pendant des années, la hernie était réductible. Ce n'est que secondairement que la hernie devient irréductible, soit brusquement, ce qui amène des phénomènes aigus plus ou moins intenses, soit lentement, peu à peu, le malade s'apercevant d'une difficulté de plus en plus grande à faire rentrer sa hernie. Nous en avons rapporté plusieurs observations dans notre chapitre de Pathogénie.

L'*irréductibilité* est due à diverses causes, mais le plus souvent à l'*adhérence naturelle* : nous savons que celle-ci n'existe pas dans les hernies du côlon transverse, qu'elle est rare dans les hernies de l'enfant, et que chez l'adulte elle est très inconstante pour les hernies du cæcum et plus encore pour les hernies de l'S iliaque.

Lorsque la hernie du gros intestin est réductible, et maintenue réduite, les *symptômes fonctionnels* sont peu marqués. Mais lorsque le cæcum ou l'S iliaque sont irréductibles ou mal contenus, il s'ensuit des troubles plus marqués, de l'avis de tous les auteurs, que dans les hernies de l'intestin grêle. C'est une sorte d'engouement chronique.

Le malade est atteint de constipation parfois opiniâtre, plus marquée peut-être dans les hernies de l'S iliaque. Campenon [1], en interrogeant avec soin un malade chez lequel il avait constaté au cours d'une opération de hernie gauche la présence d'une anse de gros intestin en forme de fer à cheval, apprit que, depuis longtemps, ce malade avait l'habitude de maintenir fortement la tumeur avec ses deux mains, chaque fois qu'il voulait aller à la selle. Cette manœuvre lui était absolument indispensable, disait-il, pour parvenir à la défécation.

1. Campenon. Cité par de Mayo. Thèse Paris, 1897, p. 23.

Parfois cette constipation est coupée de crises de diarrhée.

La santé générale est atteinte.

Le malade ressent constamment au niveau de la hernie une gêne, une pesanteur qui, par crises, s'exaspère. Ce sont alors des tiraillements dans la station debout, pendant la marche, quelquefois à intervalles fixes après les repas. Il souffre de coliques que les tout jeunes enfants n'expriment que par des cris, de convulsions parfois, et que les plus grands expliquent mieux. Ils pâlissent brusquement, s'arrêtent, se tiennent courbés, accroupis, la main cherchant à contenir la hernie douloureuse. Il est tels de ces malades que les crampes, les coliques, avec nausées parfois, obligent à s'aliter deux à trois fois par semaine.

Tous ces symptômes sont plus accusés dans les hernies du gros intestin que dans les hernies du grêle.

Ils peuvent s'exagérer dans les affections respiratoires aiguës ou chroniques, la coqueluche chez les jeunes, l'emphysème, la bronchite chronique chez les individus âgés.

Si ces symptômes sont peu marqués, le diagnostic peut être très difficile.

La grosseur de la hernie chez le nourrisson, chez l'enfant, sera un élément de probabilité; les phénomènes douloureux, les coliques sans qu'il y ait étranglement éveilleront l'attention. Le diagnostic a peut-être d'ailleurs moins d'importance chez l'enfant que chez l'adulte à cause de la mobilité fréquente du gros intestin dans le sac.

Chez l'adulte, le volume, la forme de la hernie, ses symptômes fonctionnels toujours marqués sont un indice, l'irréductibilité est un signe très important et qui doit rendre le chirurgien très prudent.

Si l'on a des doutes, il faut explorer attentivement la hernie, on peut avoir recours à quelques moyens d'investigation spéciaux.

S'il s'agit d'une hernie gauche et qu'on soupçonne la présence de l'S iliaque, on peut rechercher si l'acte de la défécation fait diminuer le volume de la hernie (Frœlich[1]).

On peut administrer au patient un lavement. C'est Bérard aîné qui, en 1827, à la Société anatomique de Paris, a insisté le premier sur la valeur de ce procédé. Chez un malade atteint de hernie inguinale gauche étranglée, il reconnut qu'il était impossible d'injecter dans le rectum plus de quelques cuillerées de liquide, il pensa alors que l'étranglement devait siéger sur l'S iliaque, et son diagnostic fut vérifié.

Robert, Périer purent également par ce moyen reconnaître de semblables hernies. Si, dans une hernie étranglée, on doit hésiter à employer ces manœuvres, leur emploi est très légitime dans les hernies non étranglées.

1. Frœlich. Hernies par glissement. *Gaz. hebdomadaire de Méd. et de Chirurgie*, 1899, p. 385.

L'auscultation du ventre et de la hernie pendant l'injection rectale peuvent donner des indications très nettes. Desbordes[1], élève de Périer, insiste dans sa thèse sur l'utilité de ces moyens.

L'insufflation du gros intestin par le rectum est une manœuvre facile, elle dessine les contours et permet une palpation plus précise.

Morestin[2], plus récemment, a proposé la radiographie ou radioscopie après injection rectale d'un lait de bismuth. Cette méthode, qui peut rendre de grands services dans l'exploration du gros intestin, comme l'un de nous l'a exposé dans sa thèse, mérite qu'on y ait plus souvent recours.

Il importe encore de faire le diagnostic de la portion du gros intestin herniée, des parties qui sont avec lui dans le sac herniaire, et, si irréductibilité il y a, des causes d'irréductibilité.

Est-ce le volume même de la hernie qui la rend irréductible? est-ce une épiploïte ancienne? s'agit-il de franges épiploïques hypertrophiées? y a-t-il eu des phénomènes inflammatoires au niveau de la hernie? si non, et c'est le plus souvent, il s'agit d'une hernie avec adhérence naturelle.

1. DESBORDES. *Hernies adhérentes de l'S iliaque.* Thèse Paris, 1895-1896.

2. MORESTIN. Traitement des hernies inguinales par glissement de l'S iliaque. *Congrès internat. de Médecine*, 1900. *Section de Chirurgie*, p. 443.

ÉVOLUTION — COMPLICATIONS

Les porteurs de hernies du gros intestin, en dehors des appendicites herniaires compliquant les hernies de l'anse iléo-colique et que nous n'avons pas en vue dans cette étude, sont exposés à trois graves complications :

l'engouement,
l'étranglement,
la péritonite herniaire.

L'engouement.

L'*engouement* survient surtout dans les hernies non réductibles, ou partiellement réductibles. Souvent il est précédé d'une période de troubles progressifs.

La hernie devient de plus en plus volumineuse. Aux suspensoirs ont succédé les bonnets de coton ou autres appareils de réception très spacieux; la hernie a perdu droit de domicile.

Le malade accuse des douleurs sourdes, il ne peut se tenir debout. Il est de plus en plus constipé, surtout si l'S iliaque est en cause. S'il s'agit du cæcum il peut y avoir quelques évacuations de mucus intestinal. Les gaz eux-mêmes peuvent être supprimés.

La palpation est douloureuse au niveau de la hernie, *mais pas plus au collet, qui est large, que dans le sac.* La tumeur herniaire est tendue et mate; parfois pourtant des gaz retenus avec les matières donnent, à la percussion, de la sonorité.

L'état général reste bon pendant plusieurs jours. Les nausées, les vomissements sont de règle. Ces vomissements sont bilieux; à la période terminale, ils peuvent devenir fécaloïdes. Ces crises peuvent après plusieurs jours céder après une évacuation fécale spontanée ou provoquée.

Mais l'*engouement* peut récidiver et prendre un caractère plus grave :

l'état général s'affaisse, les urines deviennent rares, le pouls est petit, la température s'abaisse; la peau prend une teinte grisâtre, on constate un peu d'ictère sous la conjonctive. Il est rare qu'on observe les phénomènes nerveux, ou la congestion pulmonaire, cortège habituel des étranglements herniaires.

L'évolution dure plusieurs semaines en général, mais cet état précaire peut se terminer plus brusquement par une crise d'*occlusion aiguë*.

Quand on opère ces malades, il est souvent difficile de reconnaître la cause de la stase stercorale. Parfois on constate une compression non serrée de l'intestin par des anses voisines, par de l'épiploon, par des franges hypertrophiées ; mais, souvent aussi, il semble qu'on ne puisse accuser de la torpeur intestinale que les altérations chroniques de ses parois qui paralysent le péristaltisme.

Étranglement herniaire.

Il est plus rare dans ces hernies que l'engouement à cause de la largeur du collet.

Le gros intestin peut s'étrangler brusquement, parfois même dès l'apparition de la hernie.

Chez le nouveau-né, les grosses hernies étranglées sont facilement reconnues comme des hernies du cæcum. Elles évoluent avec une allure très comparable à celle des autres hernies étranglées.

Chez l'adulte, il est aussi des anses de gros intestin qui s'étranglent à grand fracas, mais on observe assez souvent une allure torpide, due au fait que l'étranglèment est peu serré. La marche est progressive. Dans nombre d'observations on peut suivre pas à pas cette marche. Au début ce sont des symptômes si bénins que le patient y prête à peine attention; c'est une aggravation sourde, traînant pendant des jours, des semaines même. Les lésions locales s'aggravent, les symptômes deviennent de plus en plus menaçants et une terminaison fatale est devenue inévitable sans qu'on ait pu y croire, alors qu'il était temps de la prévenir.

Si l'étranglement porte sur le diverticule cæcal, il peut y avoir persistance de la perméabilité aux matières et au gaz ; ce qui peut malheureusement égarer ou retarder le diagnostic duquel dépend le plus souvent la vie du patient. En pareil cas les lésions de l'appendice peuvent devenir prépondérantes.

Un point intéressant est la fréquence relative des phlegmons stercoraux et des anus contre nature spontanés au cours d'étranglement portant sur le gros intestin. Les altérations de l'intestin sont plus lentes à se produire et le sphacèle se manifeste quelquefois le cinquième ou le septième jour seulement. Cela provient vraisemblablement de l'allure lente et torpide des accidents; l'étranglement n'est pas étroit, et de plus l'exiguité de la portion demeurée libre du sac permet aux adhérences de s'établir assez facilement pour protéger la cavité péritonéale.

Enfin, s'il s'agit du cæcum, la perméabilité persistante aux matières et aux gaz prolonge la résistance et retarde l'issue fatale. Les fistules stercorales lorsqu'elles siègent sur le cæcum ou sur l'appendice paraissent avoir plus de tendance aussi à guérir spontanément.

Quand il existe, et nous savons que c'est très fréquent, cohabitation dans une hernie de l'intestin grêle et du gros intestin, il arrive que l'intestin grêle peut s'étrangler sans que le gros intestin soit intéressé.

L'un de nous a opéré deux cas de ce genre à l'hôpital Lariboisière dans le service du professeur Poirier. Dans le premier, l'intestin grêle était gangréné, et le gros intestin adhérent était intact; dans le second cas, le gros intestin n'était pas comprimé, mais, sur une zone peu étendue, il avait réagi à l'infection venue de l'intestin grêle incarcéré.

Verneuil[1], Campenon[2] ont aussi observé de pareils faits. Faut-il croire, avec Mérigot de Treigny, que les appendices épiploïques hypertrophiés peuvent former coussinet et amoindrir les effets de la constriction?

On peut aussi admettre que le gros intestin épaissi par l'œdème, infiltré de graisse dans sa sous-séreuse, est bien protégé par sa situation étalée sur le sac, et par la lame fibro-séreuse néoformée si fréquemment constatée au-devant de lui.

Péritonite herniaire.

Il nous reste à parler de la *péritonite herniaire*.

Il ne rentre point dans notre objet, nous l'avons dit, de traiter ici des appendicites herniaires. C'est une cause fréquente des péritonites herniaires.

Nous avons déjà parlé de la péritonite plastique lente, dystrophique plutôt qu'inflammatoire, qui modifie le sac des vieilles hernies. Le processus peut être plus aigu. La stase fécale, les modifications de la paroi intestinale, les ulcérations de la muqueuse peuvent favoriser le passage des germes infectieux.

Parfois c'est un diverticule, comme on sait qu'il en existe assez souvent

1. Verneuil. Hernie inguinale de l'S iliaque. *Bullet. et Mém. de la Société de Chirurgie de Paris*, 4 janvier 1865.
2. Campenon. 2 cas cités in th. de Mayo. *Hernies par glissement du gros intestin*. Paris, 1897, p. 27.

au voisinage de l'S iliaque, qui est le point de départ de la péritonite herniaire.

D'autres fois, c'est un corps étranger, qui traumatise ou perfore le gros intestin fixe.

Malgaigne[1] a rapporté de tels faits, et il est vraisemblable que les péritonites herniaires du gros intestin, avec accident simulant l'étranglement, alors que le collet était large et que l'intestin ne présentait point de traces de stricture, ont influé beaucoup sur son esprit, quand il formula sa théorie de l'inflammation dans les hernies.

Dans les cas signalés, la péritonite herniaire a évolué en général assez rapidement; la hernie est rouge et douloureuse, le ventre est ballonné; les selles supprimées. Il y a des vomissements. Malgaigne dit les avoir vus fécaloïdes ; le pouls est petit, la température est peu élevée, quelquefois au-dessous de la normale.

On voit, par cette brève étude, que le diagnostic entre l'*engouement*, l'*étranglement*, et la *péritonite herniaire* sera toujours délicat, et méritera la plus grande attention. De fait, il est beaucoup de cas d'engouements qui sont étiquetés étranglements.

Nous serons brefs sur les autres complications signalées dans les hernies du gros intestin.

On a noté l'*hydrocèle vaginale*.

L'un de nous a observé dans le service du Professeur Terrier, à la Pitié, une *hématocèle vaginale*.

Bennet[2] et Demeaux[3] ont vu l'*invagination de l'iléon dans le cæcum hernié*.

Nous avons observé sur un sujet de l'École pratique une hernie bilatérale ; le sac, déshabité à droite, était épaissi et envahi par une tuberculose péritonéale qui s'étendait dans l'abdomen jusqu'au cæcum. A gauche, il y existait une hernie adhérente du côlon pelvien, et de ce côté comme à droite le sac et l'intestin étaient recouverts de granulations tuberculeuses confluentes.

Enfin Chauffard[4] a rapporté un cas de *cancer de l'S iliaque* contenu dans une hernie.

1. Malgaigne. *Mémoire sur les étranglements herniaires* lu à l'Académie des Sciences le 14 Septembre 1841. Observations XIII et XV.
2. Bennet. *Hernie du cæcum.* Lancet, 1890, p. 243.
3. Demeaux. *Annales de chirurgie française et étrangère*, 1841, II, p. 317.
4. Chauffard. *Bull. de la Soc. Anat.*, 1882, p. 350.

PRONOSTIC

Le pronostic des hernies du gros intestin est plus grave que celui des autres hernies. Mal maintenues, irréductibles, elles sont douloureuses et peuvent se compliquer.

« On ne peut, dit Morestin[1], abandonner ces hernies à elles-mêmes ; ceux qui les portent sont de pitoyables infirmes pour lesquels l'avenir est gros de dangers. Aussi, en principe, est-on généralement d'accord pour y porter remède, même au prix d'interventions sérieuses... » C'est ce qui nous reste à voir.

1. Morestin. Traitement des hernies par glissement de l'S iliaque. *Congrès international de Médecine*, 1900. Section de Chirurgie, p. 445.

TRAITEMENT

Bien qu'il y ait tous les degrés de transition possibles entre les hernies réductibles et les hernies totalement adhérentes, nous n'envisagerons pour plus de simplicité que les deux cas :

1° *Hernies non adhérentes* et 2° *Hernies très adhérentes.*

I. — HERNIES NON ADHÉRENTES

Qu'il s'agisse d'opérations chez l'enfant ou chez l'adulte, elles seront simples en général, et comparables aux opérations de hernies sur l'intestin grêle.

Chez l'enfant, on opère en général après le sevrage, vers l'âge de deux ans au plus tôt, mais si la hernie est mal supportée, si elle est menaçante, on peut opérer plus tôt.

Nous avons, dans la statistique de notre maître Broca, trouvé nombre d'opérations exécutées à l'âge de trois et quatre mois, et une pour irréductibilité douloureuse pratiquée avec un plein succès sur un nourrisson de 18 jours.

L'anse du gros intestin libre sera examinée. Si elle ne paraît pas démesurément longue, on peut la réduire et s'en remettre à la nature pour opérer sa fixation. Nous avons vu qu'il y a des récidives, et parfois d'un côté à l'autre pour l'anse iléo-colique. Aussi peut-on conseiller, particulièrement dans les hernies du cæcum avec côlon ascendant trop long, de pratiquer une fixation artificielle dans la fosse iliaque, comme nous l'exposons plus loin.

II. — HERNIES ADHÉRENTES.

Par l'étude des résultats des opérations entreprises jusqu'à ce jour pour la cure de ces hernies, on se convainc de la nécessité d'une technique plus rationnelle, plus sûre et plus efficace.

Sur 108 opérations de la statistique de Baumgartner[1], qui rassemble les cas de hernies adhérentes du cæcum ou de l'S iliaque opérés par les méthodes modernes, nous trouvons :

Guérison sans accidents ni récidive : 71, soit 65 p. 100.

Guérison après accidents opératoires : 18, soit 16,6 p. 100.

Persistance de la hernie ou récidive rapide : 10, soit 9,2 p. 100.

Mort opératoire : 9, soit 8,2 p. 100.

Sans entrer dans le détail de ces résultats, dont on trouvera l'exposé dans la thèse de Baumgartner, on voit qu'il y a loin de cette statistique à celles de Kocher, par exemple pour les hernies en général.

Et si l'on songe que les cas heureux voient plus facilement le jour que les cas malheureux, on comprend les conclusions découragées de Berger[2]. « Les adhérences par glissement du gros intestin sont d'un traitement encore plus difficile; l'opération terminée n'est jamais qu'une opération incomplète, qui est souvent suivie de récidive. Il nous semble que lorsque des complications pourront être prévues, par exemple quand il s'agira de hernies inguinales volumineuses en grande partie irréductibles, on fera mieux de s'abstenir de toute tentative de cure radicale. »

A la lecture des observations, revoyons les principaux accidents qui ont pu survenir dans les opérations pour hernies du gros intestin.

1° Lors de la recherche du sac, l'intestin a été blessé.

2° La libération de l'intestin a été impossible, ou pénible avec blessures des vaisseaux de l'intestin, ou incomplète.

3° La réduction a été impossible.

4° Il est survenu des accidents abdominaux après réduction.

5° Il y a eu récidive.

Nous allons discuter ces divers points et voir si, d'une meilleure connaissance du mécanisme et de l'Anatomie Pathologique de ces hernies, on ne peut déduire un traitement opératoire méthodique et sûr.

I. — Recherche et libération du sac.

Il est convenu que c'est une manœuvre difficile et parfois dangereuse pour l'intestin. « On incise plan par plan, dit Baumgartner[3], et subitement il y a issue de gaz et de matières fécales. »

« On passe, dit Rochard[4], à côté du sac, et l'on tombe directement sur

1. Baumgartner. Thèse Paris, 1905. *Les hernies par glissement du gros intestin.*

2. Berger. Article « Hernies » *du Traité de Chirurgie*, Duplay et Reclus, 2e édition, t. VI, p. 165.

3. Baumgartner. *Les hernies par glissement du gros intestin.* Thèse Paris, 1905.

4. Rochard. Les hernies. *Biblioth. de Chirurgie contemporaine*, par A. Ricard et E. Rochard, 1904, Paris, chez O. Doin, éditeur, p. 453.

la paroi du gros intestin dépourvue de séreuse. Dans ce cas si l'on poursuit sa recherche dans la même direction, on ouvre fatalement le côlon ...... plusieurs chirurgiens des plus avisés n'ont reconnu l'intestin qu'après l'avoir ouvert et après avoir vu couler le liquide intestinal ».

Enfin à supposer même que l'on ait heureusement découvert la partie non adhérente du sac, il est encore à craindre, si l'anse adhérente est en fer à cheval ouvert en haut, que le bistouri et les ciseaux n'entament l'intestin à l'extrémité inférieure de l'incision. Le bistouri peut couper dans ce cas l'intestin transversalement.

La difficulté, c'est que, sur une grande partie de sa circonférence, le sac est adhérent au côlon. La portion demeurée libre du sac est d'étendue variable, quelquefois très réduite, nous l'avons vu, par des adhérences secondaires.

Peut-on savoir d'avance, et avec certitude, où se trouve cette portion libre du sac?

« Il faut chercher le sac (nous disons la partie libre du sac) en avant et en dehors pour la hernie inguinale gauche, et en avant et en dedans pour la hernie droite. » (Rochard.)

Mais il y a des exceptions. L'intestin, nous l'avons vu, peut avoir basculé, tourné dans le sac, présentant sa face postérieure adhérentielle, soit au bord, soit même à la face antérieure du sac. Et la portion demeurée libre du sac peut se trouver ainsi rejetée sur le côté, ou en arrière de l'intestin.

Parfois, cette portion demeurée libre du sac est très exiguë.

Comment entrer dans cette petite cavité, à coup sûr, sans rencontrer l'intestin ?

Il y a pour cela deux moyens :

1° Si l'on a fait, préalablement à l'opération, le diagnostic de hernie adhérente, le plus sage n'est-il pas de pratiquer d'emblée une hernio-laparotomie. Cette hernio-laparotomie nous sera très utile, parfois indispensable pour la libération de l'intestin et pour son replacement dans l'abdomen. Par la hernio-laparotomie, nous aborderons à la partie supérieure le péritoine abdominal ; sur celui-ci l'incision sera sans danger, et cette incision pourra être prolongée sous le contrôle de l'œil et du doigt jusque dans la portion du sac demeurée libre.

2° Si le diagnostic d'adhérence n'a pas été fait, et nous verrons que dans bon nombre de cas de hernies du gros intestin étranglées, il en est ainsi, sommes-nous donc exposés sans merci à l'aventure d'une blessure de l'intestin ? Quelle doit-être notre règle de conduite ?

Dans toutes les hernies, surtout si nous avons des doutes, nous chercherons le sac ou sa portion demeurée libre très haut dans le trajet inguinal, en dehors de l'intestin à gauche, en dedans à droite, mais surtout nous le chercherons avec la plus grande prudence, plan par plan, en soulevant chaque feuillet entre deux pinces avant de le sectionner.

Dans les hernies étranglées, nous le verrons, l'épanchement de liquide intra-sacculaire peut être un guide. Mais parfois on peut prendre l'intestin distendu pour le sac rempli de sérosité. C'est en procédant avec méthode, en ayant présente à l'esprit la possibilité d'une hernie du gros intestin adhérent, que l'on reconnaîtra, à travers un feuillet fibreux, l'anse iléo-colique ou l'S iliaque avec leurs bandelettes et leurs franges hypertrophiées.

II. — Libération de l'intestin.

Berger[1] considère cette libération comme très difficile : « En cherchant à le libérer, dit-il, on court le risque de dénuder, sur une large surface, l'intestin adhérent, d'intéresser les vaisseaux qui s'y portent, enfin de le perforer. Quand on a atteint les limites de ce qu'on peut isoler de la séreuse en pareil cas, il faut réduire avec l'S iliaque ou le cæcum la partie du sac à laquelle il s'attache, et réséquer le reste de ce dernier après l'avoir fermé par une suture au catgut; mais l'opération terminée de la sorte n'est jamais qu'une opération incomplète, qui est souvent suivie de récidive ..... Il nous semble, conclut Berger, que lorsque des complications pourront être prévues, par exemple quand il s'agira de hernies inguinales gauches très volumineuses, en grande partie irréductibles et contenant manifestement de l'intestin, on fera mieux de s'abstenir de toute tentative de cure radicale ».

« Ce décollement, dit Rochard[2], constitue le temps capital de l'opération .... Des deux feuillets séreux du sac, il en est un, le postérieur principalement qui est au contact des vaisseaux. C'est lui qui les *recouvre*; et c'est en décollant le feuillet, que la blessure des vaisseaux se produit .... Il faut décoller la paroi intestinale qui reçoit les vaisseaux coliques. Ces vaisseaux rampent dans le tissu celluleux périsacculaire, avant d'aborder le côlon. C'est à eux que le doigt ou l'instrument mousse se heurtent quand on veut le libérer .... On peut finir cependant par trouver un bon plan de clivage. »

Campenon cité dans la thèse de De Mayo[3], pense que la libération est possible dans presque tous les cas.

Lambret dans la thèse de Mouton[4], va plus loin encore, puisque selon lui, le décollement est *toujours* possible. Il suffit de trouver le plan de

1. Berger. « Article Hernies » *du Traité de Chir.* de Duplay et Reclus, 2e édition.
2. Rochard. *Loc. cit.*
3. De Mayo. *Contribution à l'étude des hernies par glissement du gros intestin.* Thèse Paris, 1897, n° 76.
4. Lambret in Mouton. *Loc. cit.*

clivage. « Lorsqu'on est arrêté par un tissu scléreux résistant ou par des brides vasculaires, il ne faut pas s'obstiner à décoller dans le même plan, il faut gagner le large en se rapprochant plutôt des téguments sous-cutanés. »

« Il faut éviter, dit Baumgartner[1], la blessure des vaisseaux qui rampent derrière la paroi postérieure du sac, près de l'intestin et les détacher avec lui.... Quelquefois on trouve un plan de clivage qui permet de séparer facilement l'intestin. »

« La libération de l'intestin, avait déjà dit Morestin[2] en 1900, et sa réintégration dans l'abdomen, sont quelquefois pénibles. Il faut séparer l'intestin des tissus environnants. Cette séparation passe pour très difficile. La difficulté est extrême, en effet, si l'on juge seulement d'après les cas invétérés, les hernies très volumineuses ayant présenté des phénomènes d'étranglement, d'inflammation, et autour desquelles le tissu cellulaire s'est pour ainsi dire sclérosé. Mais il n'en est pas toujours ainsi ; chez certains sujets même, le décollement de l'intestin ne demande ni plus de temps, ni plus d'habileté que l'isolement du sac herniaire. Décollement est le mot, car on peut souvent, sans bistouri ni ciseaux, mener à bien cette tâche, en utilisant le doigt armé d'une compresse, après avoir déterminé le plan de clivage. Réduire devient possible par décollement et mobilisation de la masse herniée. C'est du moins ce que l'on obtient règulièrement, dans les cas moyens, ceux où le volume de la hernie est comparable à celui du poing ou des deux poings. »

Si la libération a été parfois si difficile, impossible même, n'est-ce pas, que précisément, trompés par une théorie erronée des rapports de l'intestin avec le sac, les chirurgiens se sont lancés dans un faux plan de clivage ? Nous le croirions volontiers en retrouvant répétée sans cesse l'erreur touchant la situation des vaisseaux.

« Le sac *recouvre* les vaisseaux. « Les vaisseaux rampent dans le tissu celluleux périsacculaire. »

Les vaisseaux restent étroitement appliqués à l'intestin hernié et à la lame péritonéale supérieure. « L'intestin hernié se trouve comme le testicule dans les bourses. » « Les vaisseaux rampent derrière la paroi postérieure du sac, etc. »

Il faut faire justice de cette erreur : les vaisseaux sont dans le sac, et demeurent toujours enfermés entre les deux feuillets du méso intact.

L'intestin est dans un sac complet, auquel il adhère ; mais ni lui ni ses vaisseaux ne sont et ne peuvent être ni rétro, ni extra sacculaires.

Chercher un plan de clivage, en avant de l'intestin, et en avant des vaisseaux est une errreur dangereuse. Elle aboutit à dépéritoniser l'intestin de

1. Baumgartner. *Loc. cit.*

2. Morestin. — *Traitement des hernies inguinales par glissement de l'S iliaque.* XIIIe Congrès internat. de Médecine. Sect. de Chir. générale. Paris, 1900, p. 443.

son feuillet viscéral antérieur considéré à tort comme le feuillet postérieur du sac, et à arracher le feuillet antérieur du méso. Le plan de clivage doit être, comme dit Lambret, cherché au large en se rapprochant plutôt des téguments.

Aussi bien, cette recherche du plan de clivage ne doit pas être une manœuvre d'heureux hasard : il faut le chercher là où il existe, c'est-à-dire au niveau du fascia d'accolement qui fusionne le feuillet péritonéal pariétal postérieur (lame postérieure vraie du sac) au feuillet séreux viscéral *postérieur de* l'intestin et du méso. C'est donc un décollement embryologique que l'on fait ainsi à l'intérieur du sac, en rendant à l'anse intestinale herniée et à son méso leur mobilité primitive.

C'est dans le sinus externe formé par adhérence entre le feuillet préviscéral de l'intestin et le feuillet pariétal, qu'il faut érailler de la pointe du bistouri, la limite externe de la zone de coalescence : on ouvre ainsi, sous une simple pression des doigts, le bon espace décollable. Les vaisseaux sont à l'abri entre les deux lames du méso et l'on agrandit en toute sécurité le décollement en séparant l'intestin et son méso d'une part, de la lame postérieure du sac.

Il existe dans la hernie un fascia d'accolement en tout comparable à celui qui fixe normalement dans l'abdomen, les côlons au péritoine pariétal postérieur : si le clivage est possible dans l'abdomen (et nous savons, d'après les travaux de P. Duval[1] pour le côlon de gauche, les nôtres[2] et ceux de Cavaillon[3] pour le côlon droit, que ce clivage est toujours facilement réalisable), il doit être dans les mêmes conditions réalisable dans le sac herniaire. En fait, nous l'avons obtenu chez le sujet dont nous rapportons l'observation, et nous renvoyons aux figures qui représentent ce décollement amorcé puis terminé (fig. 43 et 44).

Bien entendu, dans les hernies anciennes, où au travail d'accolement naturel se sont ajoutées des adhérences et des déformations d'ordre dystrophique ou inflammatoire, la libération pourra être beaucoup plus malaisée.

Mais là encore c'est la hernio-laparotomie qui mettra l'opérateur à l'aise en lui permettant d'aller du simple au composé, du décollement facile au décollement difficile, du segment anatomiquement fixé, à l'intestin pathologiquement fixé.

Cette libération de l'intestin et de son méso doit être poursuivie dans la totalité du sac dont la cavité doit être absolument libre. Il est indispensable aussi de pousser le décollement très haut, parce que très souvent les

1. P. Duval. *Traitement chirurgical du cancer du côlon pelvien*. Thèse de Paris, 1900.

2. J. Okinczyc. Les tumeurs du côlon, in *Travaux de Chir. Anatomo-clinique* de H. Hartmann, 3e série, 1907. G. Steinheil, éditeur.

3. Cavaillon et Chalier. Abaissement en masse du côlon gauche par mobilisation de l'angle splénique. *Lyon chirurgical*, 1909, Février, n° 4, T, p. 378.

adhérences à l'anneau ou même au-dessus de l'anneau gênent pour la réduction, ou font que la réduction coude l'intestin.

L'utilité de la hernio-laparotomie s'affirme donc de plus en plus.

III. — Réduction de l'anse herniée.

La difficulté de réduction peut tenir au *volume* de la hernie : si le contenu a perdu droit de domicile dans l'abdomen, ou s'il y a disproportion des éléments herniés avec le diamètre du collet du sac.

Le premier cas se voit dans certaines vieilles hernies; le second est rare, le collet du sac dans les hernies adhérentes du gros intestin est régulièrement large et spacieux.

Les difficultés tiennent bien plus souvent à une *libération insuffisante* dans le sac. Souvent on a réséqué en partie le sac, refoulé ensuite, comme on pouvait, intestin et débris de sac adhérent vers l'abdomen, et la réduction a été incomplète. Une séparation méthodique du sac et de l'intestin, que nous croyons toujours possible, doit éviter de tels mécomptes.

Il faut avoir soin de libérer l'intestin jusqu'au-dessus du collet, dans l'abdomen, sinon l'anse ne rentre pas facilement. La réduction forcée coude et pelotonne l'intestin, chiffonne le méso.

L'anse n'a pas ses aises, et coudée sur elle-même, elle ne laissera pas au flux intestinal un passage libre et facile; d'où l'occlusion possible après réduction, dans ces conditions défectueuses.

On a proposé pour certaines hernies droites, et pour les hernies gauches, des manœuvres spéciales à chacune de ces variétés, pour faciliter la réduction.

A droite, pour les hernies du cæcum et de l'anse iléo-colique, Jaboulay, parlant du mécanisme de bascule, tel qu'il l'a décrit d'après la position « fond en haut » du cæcum dans le sac de certaines hernies, pense qu'il est nécessaire dans ces cas de ramener le cæcum en position normale, et de ne le repousser que lorsque ce temps préalable a été exécuté.

« Une fois, dit Jaboulay[1], dans un cas où l'adhérence charnue naturelle empêchait la réduction par refoulement direct, et où le fond du cæcum était infléchi en avant et en haut (Bérard, *Province médicale*, 1896), nous avons pu obtenir la réintégration par une manœuvre qui était exactement l'inverse du chemin qu'avait parcouru le cæcum; *nous avons refoulé de haut en bas et d'avant en arrière*, comme en le retournant et en le faisant remonter derrière les feuillets de son méso. »

1. Jaboulay. In Bérard. Hernie primitive et irréductible du cæcum à sac incomplet. *Province Médicale*, 1896, p. 184.

« Essayer, disent Bérard et Vignard[1] : le refoulement direct ne pourrait, à condition qu'il fût possible, qu'aggraver le cas. Il ne tendrait à rien moins qu'à placer le cæcum dans l'abdomen au-dessus du côlon, ainsi que l'a montré, en y insistant beaucoup, M. le professeur Jaboulay. D'ailleurs tout effort dirigé dans ce sens est non seulement illogique, mais impossible. En effet, le péritoine pariétal et le méso-côlon, quand il existe, s'opposent à cette manœuvre. Il forme à la face profonde de la hernie une corde tendue. Il faut faire décrire à l'intestin le mouvement inverse de celui qu'il a été obligé d'exécuter pour quitter l'abdomen, et refouler en arrière et en haut l'adhérence charnue naturelle. Il est souvent nécessaire de décoller avec précaution le péritoine des tissus sous-jacents, en se servant uniquement des doigts, à l'exclusion de tout instrument tranchant. Cette mobilisation étant poursuivie très haut, jusque dans la fosse iliaque, il devient d'ordinaire possible de réduire l'intestin avec son point d'insertion. »

Cet ingénieux artifice peut rendre des services lorsqu'on ne s'attache pas à la libération méthodique de l'anse iléo-colique. Mais si par la hernio-laparotomie on a pu mobiliser l'intestin et son méso on pourra les réduire sans peine. Et ce ne sera pas une réduction en masse de l'intestin avec un lambeau de sac adhérent, toujours difficile à refouler et gênant pour la cure radicale; ce sera une réduction idéale d'une anse intestinale libre.

A gauche, Morestin[2] recommande le procédé suivant qui lui a réussi. Il pratique une hernio-laparotomie : « En péritoine ouvert, il faut rechercher le côlon descendant et le suivre jusqu'à l'orifice herniaire. En pressant d'une part sur la hernie, en exerçant d'autre part de douces tractions sur l'intestin, celui-ci peut être ramené dans le ventre et attiré dans la plaie abdominale. A mesure que l'intestin est ainsi ramené en haut, on voit le péritoine l'entourer de nouveau, lui former un revêtement complet, le méso se reconstituer. Le côlon iliaque, l'anse oméga reprennent leur aspect habituel, et à les voir ainsi par l'intérieur du ventre, on ne croirait pas qu'il puisse s'agir du même intestin que nous avions vu autrefois par la baie inguinale avec son enveloppe séreuse tournée à l'envers. Celle-ci acquiert une grande mobilité. Il suffit de repousser l'intestin vers l'orifice inguinal, pour constater qu'elle s'en détache pour s'étaler entre les lèvres du trajet pariétal. »

Savariaud[3] fait une réduction en masse de la façon suivante : « Pour retourner le sac, un certain nombre de conditions doivent être remplies. Il faudra d'abord que la dissection de la hernie soit poussée très loin, jusque dans la fosse iliaque. Pour cela, il est nécessaire de débrider très

1. L. Bérard et P. Vignard. Des hernies inguino-crurales primitives à sac incomplet. *Gaz. des Hôp.*, 1902., 2 Août, n° 86, p. 861.
2. Morestin. *Loc. cit.*
3. Savariaud. *Loc. cit.*

largement la paroi, peut-être jusqu'au voisinage de l'épine iliaque antéro-supérieure. Ce débridement aura, en outre, l'avantage de dilater le collet déjà très ample de la hernie, de manière à faciliter son retournement. On terminera en renfermant ce sac par des points séparés, sans le rétrécir et à plus forte raison sans en réséquer la plus petite partie, ce qui nuirait au résultat final.... Le moment est venu de faire le retournement. Si le collet est bien dilaté, si le malade ne pousse pas, à plus forte raison, s'il est en position déclive, la réduction par retournement ne rencontrera pas

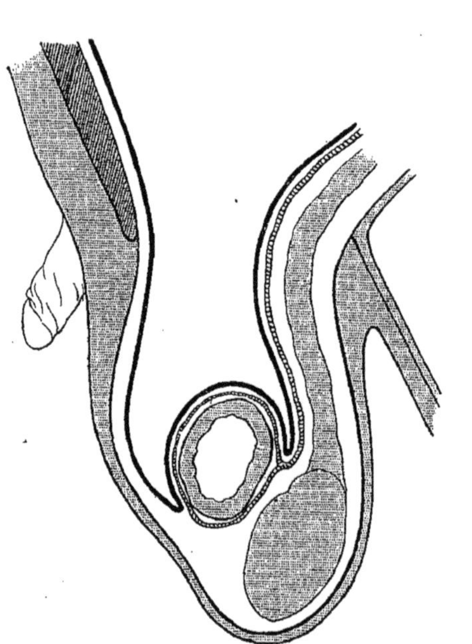

Fig. 48 — D'après Savariaud. Coupe d'une hernie du côlon gauche, suivant la conception de cet auteur, c'est-à-dire par dédoublement du méso. Les vaisseaux de l'intestin se trouveraient par ce mécanisme hors du méso, dans le tissu cellulaire scrotal.

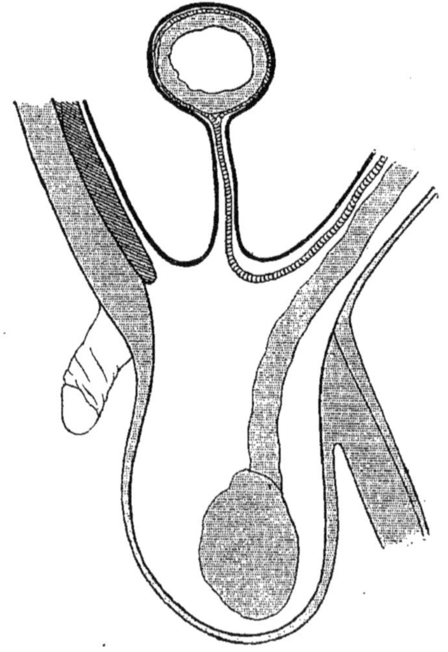

Fig. 49. — D'après Savariaud. Opération de Savariaud d'après la conception de cet auteur par refoulement au doigt de gant et reconstitution du méso-côlon dédoublé.

d'obstacle. Une fois le retournement amorcé, on saisira l'intestin avec une longue pince et on le portera le plus haut possible dans la cavité abdominale.... Si l'on vient à regarder les choses par l'intérieur de l'abdomen, on voit que tout a repris sa place normale. L'S iliaque flotte au bout d'un long méso qui n'est autre que le sac retourné, et sur la paroi antérieure duquel on voit encore l'incision faite au sac, ainsi que les points de suture qui l'oblitèrent. »

Savariaud appelle ce temps de l'opération : « Le retournement du sac ou plutôt de la hernie. » Il s'agit bien, à notre avis, du retournement du sac.

Nous avons déjà dit, en effet (v. p. 49), que le sac ne pouvait être formé par le méso ; mais qu'ainsi retourné le sac formait à côté du méso flottant dans l'abdomen, et accolé à lui, une sorte de tente péritonéale à deux feuillets attachée à l'intestin par l'adhérence naturelle.

Les procédés de Morestin et de Savariaud ont fait leurs preuves, et ils ont donné de bons résultats dans de nombreux cas de hernies de l'S iliaque.

Mais le traitement opératoire méthodique de toutes les hernies adhé-

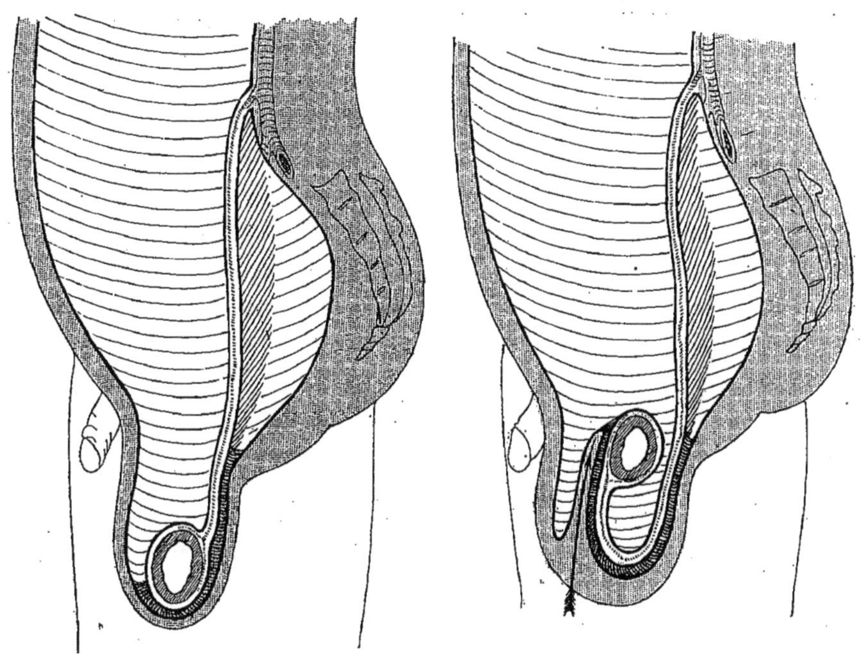

Fig. 50. — Hernie du côlon gauche d'après notre conception avec adhérence charnue naturelle (fascia de coalescence) dans le sac. Le méso n'est pas dédoublé, et les vaisseaux restent inclus entre ses deux feuillets dont le postérieur s'est accolé par un processus normal de coalescence au péritoine du sac complet. Les hachures représentent la zone de coalescence entre le méso et la paroi du sac formée par le péritoine pariétal distendu.

Fig. 51. — Manœuvre du refoulement en doigt de gant de Savariaud, d'après notre conception. Il s'agit en réalité d'un refoulement du sac qui entraîne avec lui la portion adhérente du méso et le segment d'intestin correspondant. La flèche indique la manœuvre. Les hachures représentent la zone de coalescence entre le méso et la paroi du sac.

rentes du gros intestin, puisque nous connaissons le mode et la nature des adhérences, ne doit-il pas consister en ceci :

1° Rendre à l'anse herniée sa mobilité première, en cheminant dans un plan de clivage naturel;

2° Réduire le gros intestin et son méso libérés comme on ferait du grêle, sans froissement, sans coudure, sans torsion, sans chiffonnement du méso.

Cette méthode paraît pouvoir s'appliquer à tous les cas, grâce à la hernio-laparotomie. Et bien rares deviendront les indications de l'entérectomie que Julliard[1] a proposée, dans les hernies non étranglées, mais paraissant irréductibles. Ce traitement doit être difficile sur une anse adhérente, et aggraver beaucoup le pronostic opératoire. Il ne paraît justifié qu'après libération de l'anse herniée, et lorsque cette anse apparaît inutilisable et dangereuse. Nous allons y revenir.

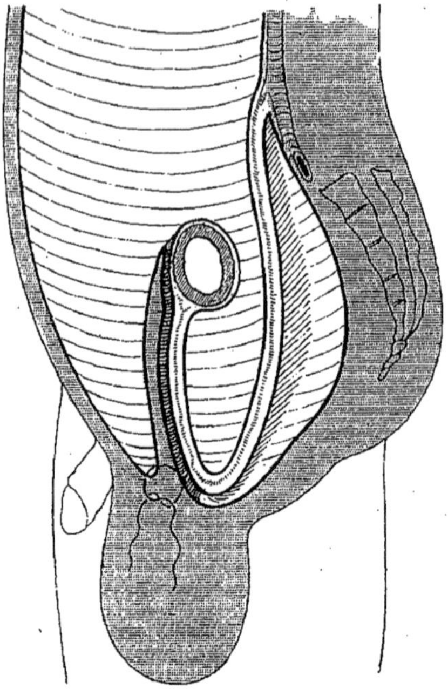

IV. — Accidents après la réduction.

Les accidents après réduction ont tenu dans quelques cas à ce fait qu'on a réduit une anse étranglée, engouée, enflammée. Nous verrons, en étudiant le traitement des hernies étranglées, qu'il y a lieu de prendre autant de précautions, sinon plus, avec le gros intestin qu'avec le grêle.

Fig. 52. — La manœuvre du refoulement en doigt de gant de Savariaud, d'après notre conception. La manœuvre est terminée. L'anse colique et son méso ont été refoulés dans l'abdomen. Mais il y a eu en même temps refoulement en masse du sac dont les deux parois adossées et retournées en doigt de gant se trouvent adossées au méso véritable dans toute l'étendue du fascia de coalescence. Il en résulte la formation d'un appareil à 4 feuillets : 2 appartenant au sac retourné, et 2 au méso-côlon véritable.

Mais, assez souvent, il y a eu blessure des vaisseaux de l'intestin, ou de la paroi même de l'intestin, au cours d'une libération tâtonnante et laborieuse.

Parfois c'est le refoulement en masse d'une anse incomplètement mobilisée, restée adhérente à des portions de sac, qui a été la cause de coudure, torsion, bref d'un vice de position grave de l'intestin.

Tous ces accidents pourront être évités par une libération méthodique, faite dans tous les cas un peu difficiles, avec l'aide de la hernio-laparotomie.

Il peut arriver que l'intestin, après qu'on lui a rendu la liberté, apparaisse en mauvais état, même lorsque le décollement ne l'a pas traumatisé. Nous savons que sa paroi peut être dégénérée. Au niveau du collet peut exister un rétrécissement cicatriciel.

Ce méso peut être enflammé chroniquement, les vaisseaux comprimés, étouffés. Dans ces conditions il est possible que l'indication se pose de la

1. Julliard. *Congrès français de Chirurgie*, 1895, p. 453. Obs. I et II.

résection de cette anse intestinale inutilisable. Elle pourrait être cause d'obstruction intestinale. Cette indication restera d'ailleurs tout à fait exceptionnelle.

V. — Les récidives.

La récidive est fréquente. Nous ne parlons pas des hernies compliquées dont la réduction ni la cure radicale n'ont été tentées. Nous laissons aussi les cas dans lesquels la hernie paraissant trop adhérente la réduction a été abandonnée.

Mais souvent après une réduction en masse plus ou moins pénible, après que l'opérateur s'est efforcé de suturer des lambeaux de sac et que, tant bien que mal, il a reconstitué la paroi, la cure radicale reste très aléatoire.

Les plus habiles attestent ces difficultés !

Morestin[1] dit très justement : « Le temps qui consiste à refaire la paroi, s'exécute dans des conditions peu favorables, l'orifice herniaire est spacieux, les divers plans musculaires et aponévrotiques minces et affaiblis. La réfection, couche par couche de cette paroi, est imparfaite, médiocre, et, après avoir de son mieux comblé ces larges brèches en rapprochant de pauvres tissus, on a la sensation de n'avoir pas opposé une barrière bien résistante. *Et cependant nulle part une paroi solide ne serait plus nécessaire; car l'intestin, repoussé parfois malaisément dans le ventre, tend sans cesse à distendre le point faible qu'est cette cicatrice.* »

Pour s'opposer aux rechutes de l'intestin, on a proposé divers modes de fixation portant sur le sac, ou sur des portions de sac, laissées adhérentes à l'intestin réduit. Cette technique constitue une sorte de colo- ou cæcopexie indirecte. Le fil qui fixe le moignon du sac à la face profonde de la paroi abdominale suspend ici, en même temps à cette paroi, l'anse intestinale qui y adhère. Baumgartner[2] propose, pour éviter la plicature permanente de l'intestin par la résection partielle du sac, de garder tout le sac et de suspendre seulement le méso retourné; c'est-à-dire le point où le sac adhère à l'intestin.

Morestin[3], dans le cas rapporté au Congrès de Médecine de 1900, fit au cours de la première opération suivie de récidive, cette colopexie indirecte : « Il n'y avait, dit-il, pour ainsi dire rien à réséquer en fait de sac. Je fermai la plaie du péritoine par plusieurs points séparés, au lieu d'en rapprocher les bords par une seule ligature. Chacun des fils fut porté très,

1. Morestin. *Loc. cit.*
2. Baumgartner. *Loc. cit.*
3. Morestin. *Loc. cit.*

très haut dans l'épaisseur de la paroi abdominale, pour essayer de remonter bien au-dessus du trajet inguinal, c'était, dans ma pensée, une sorte de *colopexie.* »

Lambret[1] après réduction, fixe à la face profonde de la paroi latérale et antérieure les lambeaux du sac ouvert. L'anse est ainsi étalée et destinée à adhérer au péritoine pariétal antérieur.

Se basant sur la théorie du sac formé exclusivement par retournement du méso dédoublé et étalé, Morestin[2] propose plutôt après réduction une sorte de *mésoplastie* ou *mésocolopexie* destinée à rapprocher par suture les deux feuillets du méso reconstitué et à empêcher à nouveau leur retournement. Nous avons montré qu'en réalité le méso est intact et que le sac est formé par le péritoine pariétal. Les points de suture fixent en réalité le méso au péritoine du sac adhérent. Le péritoine ainsi adossé à lui-même, et fixé au méso vrai, constituent évidemment un moyen de soutien pour l'intestin.

« Les points à la soie fine sont appliqués naturellement dans les intervalles des vaisseaux et semés çà et là... Malgré leur petit nombre, ils suffisent à empêcher les deux lames séreuses de se disjoindre. A la base du pli, à l'endroit où il se continue avec le péritoine iliaque, quatre points sont passés à l'aide d'une aiguille courbe, non seulement à travers le méso reformé, mais en outre dans l'épaisseur de l'aponévrose iliaque, le plus haut, le plus en arrière possible. » (Morestin).

En réalité, ce qui fait défaut dans ces procédés, c'est la possibilité de libérer le sac et de le traiter comme il convient par une solide ligature qui le ferme tout en haut.

« Le traitement du sac a été incomplet. Après l'avoir ouvert, exploré, après avoir libéré quelques brides, réséqué un bout d'épiploon, on n'a détruit qu'une faible portion de ce sac, souvent même, on n'en a rien retranché. On l'a refermé et dans certains cas on a essayé de le remonter plus ou moins haut en attirant le moignon derrière la paroi, à la manière de Barker. Il y a loin de ce pis aller à l'éradication complète du sac, au-dessous d'un intestin parfaitement réduit et ramené, par cette réduction même, à des conditions normales de mobilité intra-abdominale. » (Morestin.)

Une fois encore, nous insistons sur la nécessité d'une libération complète et prolongée dans l'abdomen, de l'anse herniée.

Cela fait, il sera plus aisé d'isoler le sac, de le lier et de le réséquer.

De plus nous considérons la colopexie ou la cæcopexie comme absolument indispensable. Il faut *immobiliser* l'anse intestinale, la faire adhérer au péritoine pariétal, pour la mettre à l'abri de toute récidive.

Mais qu'on nous comprenne bien, une fixation *à plat* est difficile sur

1. Lambret in Mouton. *Loc. cit.*

une anse souvent *trop longue*. Et pourtant il est de première nécessité que la fixation soit faite de telle façon qu'aucune boucle flottante d'intestin ne puisse venir battre contre les points faibles de la paroi abdominale. C'est faute d'avoir pratiqué une colopexie rationnelle que les chirurgiens voient trop souvent la récidive suivre leurs tentatives.

Toujours, par conséquent, au voisinage des orifices herniaires l'*anse doit être fixée de plat et de court.*

On sera inquiété parfois, sans doute, par excès de longueur du côlon ; la paroi postérieure de l'abdomen n'offre pas une surface suffisante à l'étalement de tout le méso ; le côlon, trop long, doit se replier en sinuosités au-devant d'elle.

Mais si l'anse est trop longue, qu'importe si cet excès de longueur est reporté en un point assez distant des orifices herniaires pour qu'il n'y ait aucun rapport entre la boucle flottante de l'intestin et le point faible de la paroi.

Grâce au clivage étendu du fascia d'accolement dans l'abdomen, nous ferons une translation en masse de l'anse et de son méso sur le péritoine pariétal, et telle que l'intestin soit fixé à plat et de court dans le voisinage des orifices; la boucle, au contraire, représentant l'excès de longueur de l'intestin se trouvera reportée et fixée en position élevée sur la fosse iliaque, le plus loin possible des orifices et de la cicatrice.

S'il s'agit du côlon pelvien, nous aurons modifié les rapports de telle sorte que nous aurons désormais un côlon pelvien adhérent et court et fixé à plat, tandis que le côlon descendant formera une boucle au-dessus de la fosse iliaque : mais en ce point mobilité et excès de longueur sont sans danger.

S'il s'agit du cæcum, nous fixerons de la même façon le cæcum et l'anse iléo-colique en position haute, iliaque supérieure. L'excès de longueur du côlon aboutit à la formation d'une boucle dans la région lombaire où elle est sans inconvénients.

C'est en définitive une reconstitution par *points séparés*, à la soie fine, du fascia d'accolement après une translation, *de bas en haut*, de l'anse mobilisée sur le péritoine pariétal postérieur demeuré en place.

Le péritoine sera fermé, le sac qui y fait suite sera lié et réséqué avec soin. Si on le juge à propos, le moignon sera fixé haut, à distance de la cicatrice, à la manière de Barker.

Puis la paroi sera reconstituée.

La castration a été conseillée par beaucoup d'auteurs pour permettre une suture plus parfaite de la paroi inguinale. Elle paraît pouvoir être indiquée dans certains cas, par les lésions atrophiques du testicule que nous avons signalées, par l'âge avancé du patient, et par le mauvais état des parois, faisant craindre l'échec d'une suture par le procédé de Bassini.

La résection simple du cordon, comme l'a proposée Championnière[1], rendrait les mêmes services.

Conclusions.

L'étude de la pathogénie et de l'anatomie pathologique n'aurait qu'un intérêt très relatif, bien théorique, si nous n'en devions tirer des déductions pratiques pour un traitement rationnel.

Le sac, nous en sommes convaincus, est un sac *toujours complet*, formé par le péritoine libre ou adhérent : le premier temps de l'opération comprendra donc la recherche et la libération de ce sac complet où pénètre le gros intestin, comme l'intestin grêle dans le sac d'une hernie ordinaire.

Le gros intestin qui a pénétré libre et flottant dans le sac, y trouvant des conditions favorables à l'accolement anatomique, conditions qui n'avaient pu se réaliser dans l'abdomen, adhère le plus souvent au sac par une adhérence charnue naturelle. Nous chercherons donc, le sac ouvert, à reconnaître l'étendue, la nature et les limites de l'adhérence qui unit l'intestin au sac. Nous verrons alors dans quelle mesure, il n'est pas possible de rendre à chacun son indépendance; au sac sa liberté pour procéder à sa résection, condition essentielle de toute bonne cure opératoire; à l'intestin sa mobilité pour rendre sa réduction facile et complète.

Enfin, nous souvenant que la mobilité de l'anse intestinale et son excès de longueur étaient la condition première de sa faculté à se hernier, nous chercherons les moyens de modifier ces conditions préexistantes, dans lesquelles la réduction, telle que nous venons de la faire, remplacerait l'anse intestinale; et ceci aux fins d'empêcher toute récidive et de pratiquer en un mot une cure vraiment « radicale » de la hernie du gros intestin.

L'opération comprend donc trois temps :

1° La recherche et la libération du sac;

2° L'ouverture du sac et la libération de l'anse y adhérente; et, dès lors, la réduction de l'anse et la résection du sac;

3° La *fixation* loin de l'orifice herniaire, d'une anse trop mobile et trop longue, conditions premières, et après libération, secondes d'une récidive qu'il faut empêcher.

1. J.-L. Championnière. La résection du cordon sans castration comme complément dans la cure radicale de la hernie inguinale. *XVIIIe Congrès français de Chirurgie*, Paris, 1905, p. 550.

I. — HERNIES NON COMPLIQUÉES.

Indications.

En principe, une hernie, quelle qu'elle soit, constituant toujours pour l'individu qui en est porteur une menace d'accidents parfois rapidement mortels, doit être opérée sans retard.

Pour les hernies du gros intestin, un peu moins sujettes à l'étranglement peut-être, cette indication reste vraie intégralement; car leur caractère si fréquent d'irréductibilité ne tarde pas à faire de ces malades des infirmes, et cette situation légitime les interventions, fussent-elles sérieuses.

Contre-indications.

Hernies inopérables. — Il est pourtant dans le nombre certaines hernies pour lesquelles l'intervention est réellement impuissante ou dangereuse.

Ce sont ces hernies trop volumineuses et trop anciennes, véritables éviscérations, qu'on ne peut avoir l'espoir ni de réduire ni de maintenir.

L'adhérence ici est une difficulté mais elle est secondaire : ce qui domine, c'est qu'il s'agit de hernies qui ont perdu à tout jamais droit de domicile dans la cavité abdominale et que force est bien d'abandonner dans leur nouvel habitat.

On ne peut que les soutenir par des moyens où le malade se montre parfois plus ingénieux que le chirurgien.

Récemment pourtant Potherat à la Société de Chirurgie présentait des malades opérés dans ces conditions et guéris.

Opération.

1° Anesthésie.

Le choix d'un anesthésique a son importance surtout s'il s'agit de malades âgés et affaiblis.

On pourrait être tenté d'avoir recours chez eux à l'anesthésie locale ou bien à l'anesthésie rachidienne. Nous pensons que ces méthodes, dans la cure des hernies du gros intestin, présentent de réelles difficultés.

La nécessité où sera souvent le chirurgien de placer son malade en position déclive rend la rachi-anesthésie peu recommandable.

Il ne faut pas se dissimuler qu'il s'agira souvent d'une véritable laparotomie. Les manœuvres sur le péritoine, sur les mésos surtout, sont douloureuses.

Mais encore tout le temps de décollement de l'intestin au sac, temps essentiel et délicat ne peut être vraiment mené à bien qu'avec le secours d'une anesthésie générale parfaite.

Elle sera pratiquée avec mesure, avec précaution, mais nous estimons qu'elle est indispensable.

2° Position d'opération.

La position légèrement inclinée, ou même la position de Trendelenburg seront d'un grand secours et débarrasseront le champ opératoire des anses intestinales inutiles, tout en facilitant la réduction.

Et cette position sera indispensable pour toute manœuvre de décollement prolongée ou amorcée dans l'abdomen, plus exactement dans la fosse iliaque et surtout pour le temps de fixation colique dont nous parlerons plus loin.

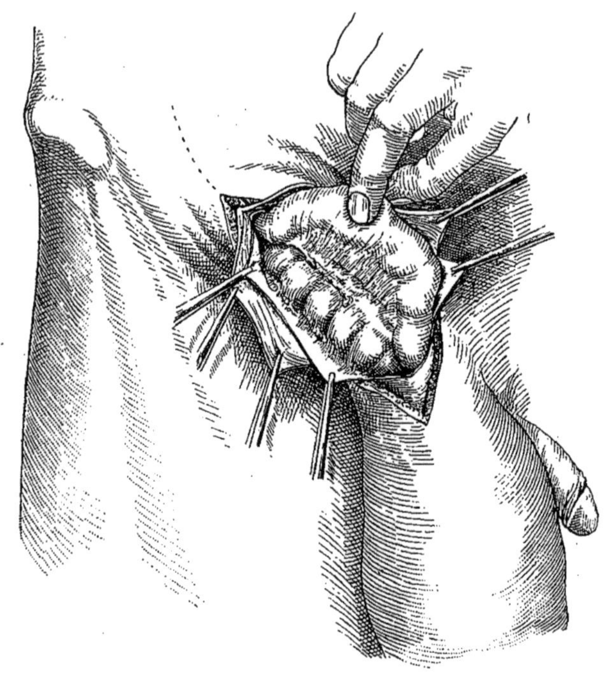

Fig. 53. — Cure d'une hernie adhérente de l'anse iléo-colique. — Ouverture du péritoine du sac par hernio-laparotomie qui pourra être prolongée suivant la ligne pointillée. — Côlon et cæcum adhérent au sac.

Nous supposerons pour plus de clarté, deux cas différents.

Dans le premier, la hernie adhérente non compliquée est diagnostiquée, le chirurgien sait où il va, et prend dès l'abord ses dispositions.

Dans le second, la présence du gros intestin n'est pas reconnue avant l'opération, l'irréductibilité ayant pu être attribuée à d'autres causes. L'opérateur se trouve en face d'une difficulté imprévue.

1° Dans la première occurrence, les divers temps se succéderont ainsi. Prenons pour type une *hernie inguinale*. Le diagnostic a été fait.

1° Hernio-laparotomie.

Le péritoine abdominal est ouvert avant le sac. Celui-ci est ouvert de haut en bas sous le contrôle de l'œil et du doigt. Ainsi se trouvent évités tout tâtonnement et toute blessure de l'intestin.

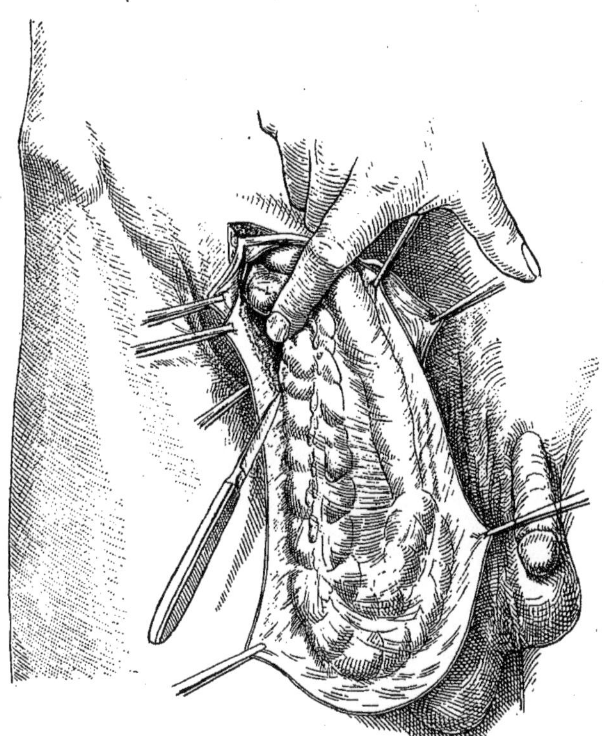

Fig. 54. — Cure d'une hernie adhérente de l'anse iléo-colique. Libération de l'anse adhérente de haut en bas de l'abdomen vers le sac. — Ce décollement se fait en dehors et en arrière de l'intestin dans le plan de clivage naturel avasculaire formé par le fascia d'accolement.

2° Libération de l'anse adhérente.

La nature, la situation, le degré de l'adhérence naturelle étant reconnus, l'opérateur procède au décollement méthodique du côlon juste au-dessus de la hernie. Une fois le plan de clivage anatomique ouvert, procédant de haut en bas, gagnant la région du sac, il faut poursuivre méthodiquement la libération de l'anse herniée et de son méso jusqu'à ce qu'elle soit complète.

3° Réduction de l'anse.

Ainsi mobilisée, l'anse sera facilement reposée dans l'abdomen, surtout si le patient est en position inclinée. Auparavant, on aura fait un examen attentif du fait de son séjour, des altérations qu'elle a pu subir dans la hernie. Peut-être ces altérations indiqueront-elles un traitement spécial : plastie, résection, sur lequel nous ne voulons pas insister.

4° Fixation de l'anse a la fosse iliaque.

On peut employer divers procédés de colopexie, celui très simple indiqué sur notre figure 56 ou bien par exemple celui de Lenormant[1] : Au

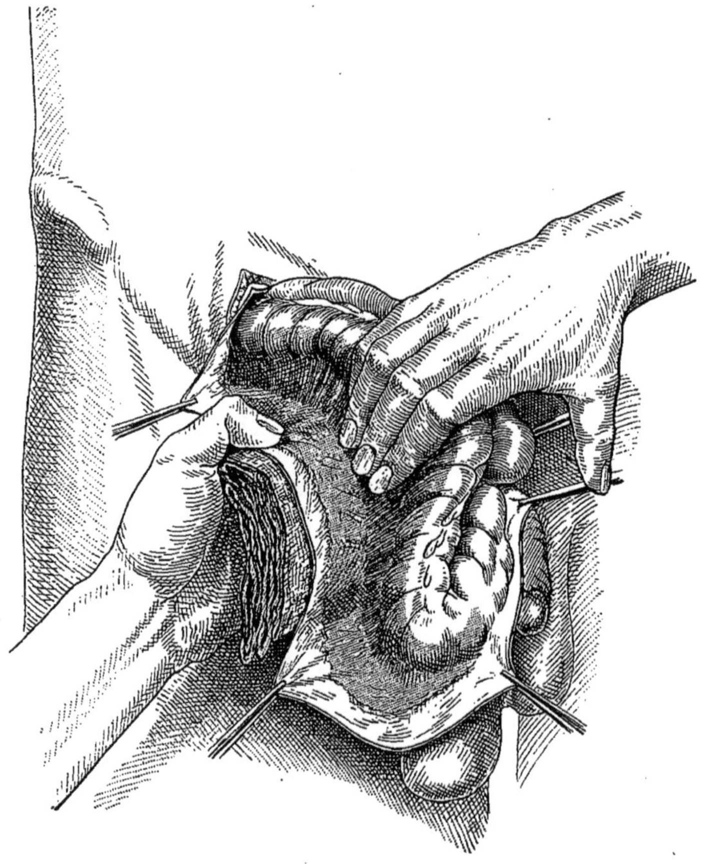

Fig. 55. — Cure d'une hernie adhérente de l'anse iléo-colique. — La libération de l'anse est poursuivie dans toute l'étendue du sac, soulevé en arrière et fixé par un tampon. — La zone teintée en gris indique la surface d'adhérence où se trouve le fascia d'accolement actuellement en voie de clivage.

point choisi pour la fixation, on résèque un lambeau de péritoine pariétal long de 10 centimètres, large de 5 centimètres, à grand axe oblique en haut et en dehors, pour s'éloigner le plus possible de l'orifice herniaire. On amène le côlon au contact de cette surface dépéritonisée et l'on fait un premier surjet réunissant le bord mésentérique de l'intestin à la tranche péritonéale interne de la surface avivée. On applique le côlon sur la surface cruentée, et l'on fixe par un nouveau surjet le bord libre du côlon au bord

1. Lenormant. La colopexie. *Revue de Chirurgie*, 1907, XXXV, p. 191 et 443.

externe de la perte de substance du péritoine pariétal. Ce surjet passera profondément dans le fascia iliaca.

5° Isolement et résection du sac.

Là libération du sac, toujours malaisée, est faite de haut en bas. On peut amorcer le décollement derrière le péritoine et le continuer ensuite

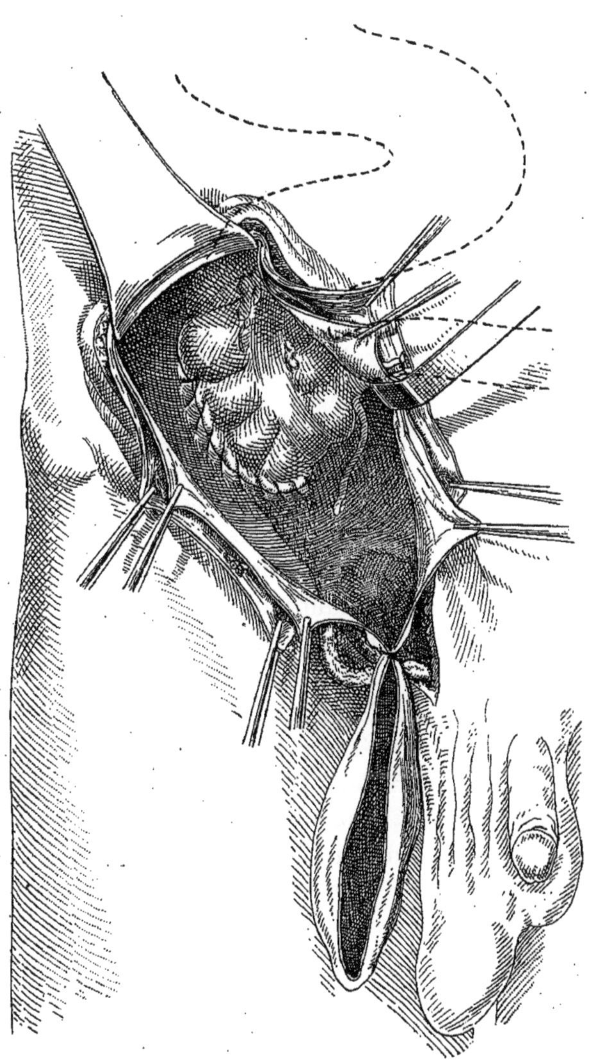

Fig. 56. — Cure d'une hernie adhérente de l'anse iléo-cæco-colique. L'anse libérée par clivage du fascia d'accolement a été refoulée dans l'abdomen par translation sur le péritoine pariétal de la fosse iliaque. Le cæcum est fixé en position haute loin de l'orifice herniaire. L'excès en longueur de l'anse est reporté très haut vers la région lombaire. En bas, le sac est lié prêt à être réséqué.

derrière le sac. Il faut veiller à ne pas blesser les éléments du cordon souvent très adhérents et comme enfouis dans la face externe du sac.

Parfois la résection du cordon, ou la castration s'imposant pour la réfection de la paroi, le patient aura été prévenu de ce sacrifice nécessaire, et on pourra procéder plus hardiment à la libération du sac. Une fois libéré assez haut, on le lie, et les deux chefs du fil de ligature seront conservés pour une fixation haute, à la Barker

6° Fermeture de la paroi.

Le chirurgien fermera ensuite la plaie de hernio-laparotomie. Les trois plans abdominaux se continueront sur la région inguinale. Le cordon, s'il est conservé, passera entre les deux plans musculaires (Bassini) ou au contact du péritoine (Mugnaï).

Nous n'entrerons pas dans le détail des procédés spéciaux d'*autoplastie* qui peuvent être indiqués pour consolider la paroi abdominale : autoplastie fibreuse (Berger), myoplastie de Schwartz, autoplastie fibro-périostique de Poullet, transplant osseux de Thiriar, etc.

2° Le diagnostic n'a pas été fait.

Si le diagnostic de hernie du gros intestin adhérent n'a pu être fait, le sac devra, comme toujours, être recherché avec le plus grand soin, plan par plan, en soulevant les feuillets entre deux pinces avant de les couper. On trouvera généralement la portion libre du sac en dedans à droite, en dehors à gauche. Il faut faire ces recherches, haut, vers le collet, et ne pas agrandir par en bas, sans précaution. L'opérateur doit se rappeler qu'une anse en fer à cheval peut adhérer au fond du sac, et le bistouri peut venir entamer la concavité de cette anse. C'est par en haut que l'incision sera prolongée, aussitôt le gros intestin reconnu, et l'adhérence constatée. L'incision de la hernie sera ainsi transformée en une incision de *hernio-laparotomie* (v. fig. 53) et les divers temps de l'opération se succéderont comme précédemment.

Par la hernio-laparotomie, l'opération sera plus méthodique, plus sûre et plus courte.

Il est des cas pourtant où la hernio-laparotomie ne semblera pas indiquée, soit que l'anse soit peu adhérente, soit qu'il y ait intérêt à ne pas affaiblir la paroi abdominale.

Si donc le chirurgien croit pouvoir ou devoir se passer de l'aide considérable donnée par la hernio-laparotomie, le décollement se fera dans le sac même. Sur le bord convexe de l'intestin, bord opposé à l'insertion du méso et à l'arrivée des vaisseaux, dans l'angle formé par le sac et le bord externe du gros intestin, il faut gratter de la pointe du bistouri, tenu de côté, les petits plis séreux que l'on fait saillir en refoulant l'intestin en dedans. Le plan de clivage s'ouvre entre la séreuse intestinale et le feuillet postérieur du sac. Et d'une main tendant le feuillet du sac, de l'autre repoussant l'intestin comme pour le faire rouler en dedans, l'opérateur pratique le décollement de l'anse adhérente. Ce décollement n'est satisfaisant que lorsque toute l'anse herniée et son méso ont repris leur liberté.

La réduction, la libération du sac, seront certainement en ce cas plus difficiles que par la hernio-laparotomie. La colopexie n'est pas possible et le résultat définitif sera moins sûr.

Et, à la fin comme au commencement de ce chapitre, nous croyons devoir insister sur la nécessité de la *hernio-laparotomie* dans les hernies adhérentes non compliquées, inguinales ou crurales, du gros intestin.

II. — HERNIES ADHÉRENTES COMPLIQUÉES.

Nous n'avons pas le dessein d'entrer dans toutes les indications opératoires que peuvent faire naître les complications des hernies adhérentes, non plus que de retracer tous les détails des techniques appropriées.

Nous voulons seulement insister sur la gravité de l'acte opératoire en pareilles circonstances : lorsque l'engouement dure depuis plusieurs jours, lorsque l'étranglement menace la vitalité des tuniques intestinales, lorsque la péritonite herniaire a apparu.

Le diagnostic d'adhérence, qui ne peut se baser que sur les antécédents, manque souvent. Il s'agit d'un sujet affaibli; la crainte d'accidents, au cours ou à la suite de l'anesthésie générale, fait préférer la rachi-anesthésie ou l'anesthésie locale.

On est dans de mauvaises conditions opératoires. C'est alors que la plus légère imprudence peut entraîner de graves conséquences.

Une incision précipitée, inattentive, sur un patient insuffisamment anesthésié, qui pousse, qui vomit, peut amener l'ouverture de l'intestin.

Si la cavité du sac est infectée, la hernio-laparotomie qui serait dangereuse ne peut être utilisée.

La libération de l'anse est rendue particulièrement malaisée par suite de l'infiltration des tissus, et particulièrement délicate de par la fragilité des tuniques intestinales.

La toilette du gros intestin doit être minutieuse, car son long séjour dans la hernie a diminué sa vitalité.

S'il se produit des déchirures de l'intestin, la résection nécessaire est fort laborieuse; elle nécessite une libération étendue; les sutures, toujours difficiles sur le gros intestin, sont encore plus dangereuses sur un gros intestin adhérent, dégénéré, infiltré. On sait que par ailleurs le bouton de Murphy ne donne pas de bons résultats.

Aussi dans les hernies du gros intestin compliquées, fortement engouées ou étranglées, beaucoup plus que dans les hernies étranglées ordinaires, nous semble-t-il, on se trouvera bien de l'établissement d'un anus contre nature qui sauvera la situation en drainant l'intestin.

Dans un second temps, on pourra, intervenant par l'abdomen, faire ou la résection ou l'*exclusion* de l'anse herniée par une anastomose termino-latérale ou termino-terminale.

TABLE DES MATIÈRES

66 546. — Imprimerie Lahure, 9, rue de Fleurus, à Paris.

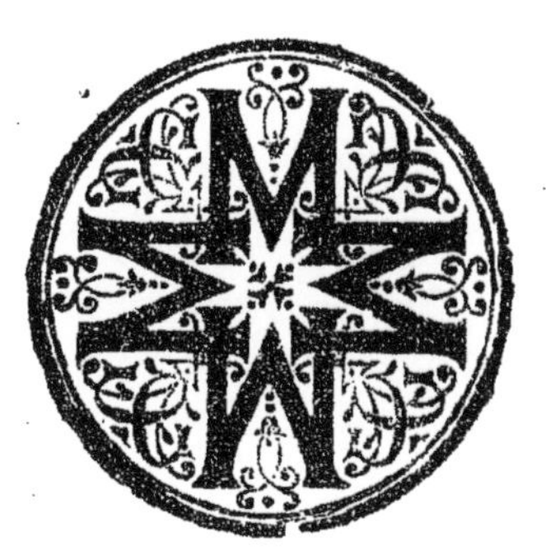